AF401697

LE CHOLÉRA

SES CAUSES

MOYENS DE S'EN PRÉSERVER

PAR

LE DR G. DAREMBERG

Correspondant de l'Académie de médecine.

———❦———

PARIS

RUEFF ET Cie, ÉDITEURS

106, BOULEVARD SAINT-GERMAIN, 106

——

MDCCCXCII

LE CHOLÉRA

SES CAUSES

MOYENS DE S'EN PRÉSERVER

DU MÊME AUTEUR

Traitement de la Phtisie pulmonaire, 2ᵉ édition,
1892. . . . . 2 vol.

LE CHOLÉRA

SES CAUSES

MOYENS DE S'EN PRÉSERVER

PAR

LE DR G. DAREMBERG

Correspondant de l'Académie de médecine.

> On ne prend jamais le choléra
> quand on est propre, et il est
> facile d'être propre selon les exi-
> gences d'une hygiène rationnelle.

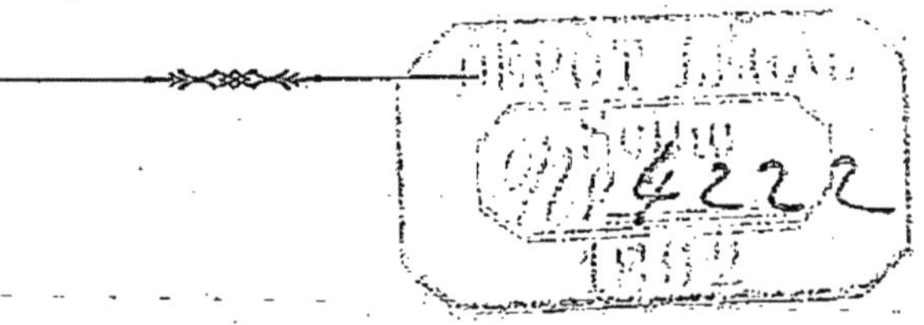

PARIS

RUEFF ET Cie, ÉDITEURS

106, BOULEVARD SAINT-GERMAIN, 106

—

1892

Ce petit livre est une œuvre d'hygiène
pratique. Il est le résumé des recherches et
des conseils que j'ai exposés depuis plusieurs
années, et encore tout récemment, soit devant
l'Académie de Médecine (1884), soit dans le
Journal des Débats (1873-1892). Mon désir
serait d'ouvrir les yeux des maires, des con-
seillers municipaux, et de tout le monde sur
les horreurs anti-hygiéniques au milieu desquelles nous vivons sans protester, et aussi
d'apprendre qu'on ne prend jamais le choléra
quand on est propre. Or, on verra qu'il est
très facile d'être propre, selon toutes les
exigences d'une hygiène rationnelle.

LE CHOLÉRA

CHAPITRE PREMIER

Les grandes épidémies. — La marche du choléra dans l'Inde et en Europe. — Origine indienne du choléra. — Foyers secondaires en Europe.

Les grandes épidémies ont de tout temps décimé les peuples, et notre époque n'a rien à envier sous ce rapport à celles qui l'ont précédée. Autrefois, les maladies épidémiques étaient désignées sous le nom général de *pestes*. La première sur laquelle les historiens nous aient laissé des renseignements est la peste d'Athènes; importée d'Orient par le Pirée, elle coïncide avec l'invasion lacédémonienne. Thucydide nous apprend qu'elle sévissait avec une telle violence, que les médecins ne purent suffire à la besogne et finirent par succomber presque tous. On la voit reparaître sous les Antonins et causer d'aussi grands désastres : cette dernière épidémie est connue dans l'histoire sous le nom de *peste antonine*. Mais rien n'a égalé les ravages de la peste à bubons. Importée d'Égypte en Europe sous l'empereur Justinien, elle s'est promenée pendant près de soixante ans dans l'Orient et l'Occident, semant la terreur et la mort : et Evagrius nous représente les villes et les villages abandonnés par des populations affolées qui répandaient sur leur passage le mal dont elles avaient le germe. C'est cette même peste qui, sous le nom de *peste noire*, envahit tout le monde connu au quatorzième siècle. « Rien ne sert pour arrêter le fléau, nous dit Simon de Covino, traduit par

M. Littré; on attend l'hiver, la froidure est sans effet contre lui ; la chaleur de l'été, la douceur du printemps, le cours de la lune, rien n'arrête ses ravages. Aucun souffle n'est salutaire, de quelque côté qu'il vienne. » Au commencement du XVIIIe siècle, nous retrouvons encore la fameuse épidémie de Marseille, Aujourd'hui la peste est confinée en Orient, dans son berceau, dans le berceau de toutes les grandes épidémies.

La variole, probablement originaire de l'Arabie, décimait périodiquement les habitants de nos contrées depuis le IVe siècle jusqu'au jour où Jenner découvrait la vaccine ; en 1517, nous introduisions cette horrible maladie en Amérique, où elle causait une effroyable mortalité. Au moment où nous importions la petite vérole, nous subissions les premières atteintes de la fièvre jaune ou *vomito negro*. Cette maladie, propre aux deux Amériques, n'a fait que de courtes apparitions à Livourne, Cadix, Barcelone et Lisbonne. Signalons aussi une terrible épidémie : la suette anglaise ; née dans la Grande-Bretagne à la fin du xv⁰ siècle, elle franchit le détroit à plusieurs reprises et dut être comptée, par le nombre de ses victimes, parmi les fléaux les plus redoutables. La suette miliaire qui s'est répandue en 1886 dans le Poitou est une atténuation de la terrible suette anglaise. Nous connaissons malheureusement l'influenza, qui depuis quelques années redevient aussi redoutable qu'au commencement de ce siècle.

Tel est le triste bilan des épidémies voyageuses qui ont ravagé le monde, et qui ont été d'autant plus meurtrières qu'elles s'attaquaient à des populations plus ignorantes, plus superstitieuses, plus malpropres. Les siècles du moyen âge ont été plus éprouvés que ceux de l'antiquité ; car au temps féodal, la guerre et la famine régnaient en permanence ; les lois les plus élémentaires de l'hygiène étaient inconnues ; les idées religieuses,

mal dirigées, avaient fait mépriser les soins
du corps; dans les campagnes, dans les villes,
partout, la malpropreté était en honneur. Et
lorsqu'un fléau envahissait un pays, on se serait bien gardé de demander un utile secours
aux prescriptions sanitaires; on voyait là
l'œuvre de Dieu ou du diable, et l'on n'accor-
dait de crédit qu'aux moyens surnaturels.
Nos mœurs sont heureusement transformées,
et nous avons plus de confiance dans les mesures de salubrité publique ou privée que
dans de mystérieuses invocations.

Il est une épidémie que notre siècle a vu
pour la première fois envahir l'Europe : c'est
le choléra asiatique. Depuis les temps les
plus reculés on observait bien sur notre con
tinent une maladie appelée choléra; mais
elle n'était pas voyageuse et envahissante :
elle était endémique et s'éteignait sur place;
c'était là le choléra nostras, choléra indigène
ou trousse-galant. Hippocrate nous a donné
de ce mal une description très fidèle, et cha-

que année, pendant l'été, on en observe encore quelques cas. Mais en 1817, un fléau jusqu'alors confiné sur les bord du Gange,
envahit toute la presqu'île de l'Hindoustan,
l'empire birman, Ceylan, Maurice, Bourbon,
Sumatra, Java, les Philippines, Bornéo,
puis l'Arabie et la Perse et enfin, en 1823, il
passe la frontière russe et entre en Europe.

Avant 1817, existait-il dans l'Inde des épidémies de choléra envahissant? C'est là une
question encore très controversée. M. le docteur Tholozan, premier médecin du Shah et
directeur du service sanitaire en Perse, a
voulu, en commentant les auteurs anciens,
établir cette assertion. Mais les épidémies si-
gnalées en 1543 à Goa, par Gaspard Cor-
rea, chroniqueur portugais, et en 1629, à
Batavia, par Bontius, médecin de la Compagnie hollandaise des Indes Orientales, restent locales et ne s'étendent pas. En 1774,
le docteur Burke nous montre le fléau sur la
côte de Coromandel, et quelques auteurs

prétendent, mais sans preuves authentiques, qu'il s'est étendu à l'île Maurice. En 1763, Curtis décrit une terrible épidémie qui surgit à Hurdwar à la suite d'un pèlerinage; mais il ajoute que la maladie n'a pas pénétré dans le village de Juvalapore, qui était voisin, et qu'elle disparut aussitôt que les pèlerins se séparèrent. Le véritable choléra indien se répand au contraire sur toute la route parcourue par les pèlerins. Tous les faits connus jusqu'ici tendent donc à prouver qu'avant 1817 il n'y avait dans l'Inde que des épidémies locales de choléra indigène. A cette époque, sous l'influence de certaines conditions ignorées, il a pris le nouveau caractère avec lequel nous l'observons aujourd'hui.

Les peuples de l'Orient attribuent le développement du choléra au courroux d'une divinité farouche et ennemie de l'homme; nous sommes tout aussi impuissants qu'eux à pénétrer la cause du mal. Quelques médecins l'attribuent aux alluvions du Gange ; mais bien d'autres fleuves donnent lieu à de pareilles alluvions, et cependant le choléra n'est pas endémique sur leurs bords. On a aussi accusé la coutume traditionnelle d'abandonner au cours du fleuve sacré des cadavres à demi brûlés ; mais cette coutume existe depuis un temps immémorial, et le choléra envahissant est une maladie nouvelle. On a encore voulu expliquer la plus grande fréquence de cette épidémie depuis le commencement du siècle par la destruction des travaux hydrauliques exécutés autrefois dans ce pays : cette opinion est erronée ; M. Goodeve nous a appris que ces canaux n'avaient été établis qu'au sud de la péninsule ; ils n'ont jamais existé dans le delta du Gange et du Brahmapoutra.

Parti de l'Inde, le fléau a plusieurs fois visité l'Europe. MM. Fauvel et Proust nous ont donné d'excellentes descriptions de ces épidémies. Après une courte apparition en 1823 à

Astrakan, nous voyons le choléra revenir en
1830, attaquer la même ville, remonter le
Volga, puis atteindre Kiew et Varsovie. Il
envahit la Moldavie, la Galicie; du littoral de
la Baltique il est importé en Angleterre, à
Sunderland, Édimbourg et Londres; puis il
gagne l'Irlande, la Hollande et enfin la France.
Le 15 mars 1832, il fait explosion à Calais;
onze jours plus tard, il éclate à Paris et fait,
jusqu'au mois de juillet, dans la capitale,
18402 victimes sur une population de 945698
âmes, soit 23 décès par 1000 habitants. Paris fut un centre de propagation d'où le mal
s'étendit sur quarante-huit de nos départements. Puis le choléra fit irruption en Espagne, en Portugal et en Italie, au Canada; enfin,
en 1837, en Algérie, à la suite d'un régiment
de ligne envoyé de Marseille à Bône. La
Suisse et la Grèce étaient seules demeurées
indemnes. Cette épidémie avait mis vingt
années à parcourir le monde.

Pendant dix ans l'Europe fut délivrée du

choléra. On croyait en être à jamais débar-
rassé, lorsqu'en 1846 une épidémie qui, depuis 1842, désolait l'empire birman, l'Inde
et la Perse, franchit tout à coup le Caucase
et le Volga. En 1847, Astrakan voit pour la
troisième fois le fléau entrer dans ses murs;
en 1848, il se répand comme une traînée de
poudre dans toute la Russie, en Prusse, en
Hollande, en Belgique, en Angleterre. Le
20 octobre, il se manifeste à Dunkerque, à la
suite de l'arrivée d'un bâtiment anglais, puis
gagne Calais, Rouen, Douai, Paris, Marseille, Toulon, Lyon, Alger, Malte, l'Italie,
Constantinople, Smyrne et même les États-
Unis. En France, cinquante-sept départements avaient été atteints, et 110000 personnes avaient été frappées de mort.

En 1853 survient une nouvelle épidémie
dont l'origine semble toute différente. M. Tholozan a parfaitement démontré qu'elle n'a été
importée ni d'Asie ni d'Amérique; elle n'est
que le réveil inattendu d'un foyer presque

éteint en Pologne et en Silésie. Ce fait est très important : en montrant le lien entre l'épidémie de 1847-1850 et celle de 1853, M. Tholozan a prouvé qu'il faut toujours se tenir en garde contre un mal qui peut s'assoupir dans quelques contrées et se réveiller brusquement pour devenir plus terrible que jamais. En effet, dans cette année 1853, le choléra envahit la Russie, le Danemark, l'Angleterre, la France; il atteint soixante de nos départements et fait près de 140 000 victimes. En 1854, nous le transportons avec nos soldats en Turquie et en Crimée. Cette épidémie prouve que, dès 1853, le choléra est déjà une maladie européenne.

La quatrième épidémie, en 1865, inaugure la voie maritime; elle montre que le danger n'est pas localisé sur la mer Caspienne, mais qu'il réside aussi sur le littoral de la mer Rouge. Importée dans le Hedjaz par des navires indiens, elle sévit avec une telle violence à la Mecque que 30 000 pèlerins succombèrent. Cette année-là, le tombeau du Prophète fut visité par plus de 150 000 mahométans; les croyants entassés étaient soumis à des conditions hygiéniques déplorables. Le soleil était brûlant, l'eau était vendue à prix d'or à travers les déserts de l'Arabie; arrivés au lieu du pèlerinage, les fidèles étaient astreints à ne pas se couvrir la tête; ils ne pouvaient se gratter qu'avec la paume de la main; cette pratique devait être bien cruelle, car ils étaient tous couverts d'innombrables parasites. Cette foule vivait constamment au milieu des ordures, des cadavres d'animaux offerts en sacrifice, de ceux des hommes morts pendant leurs saintes dévotions et déclarés martyrs. Après le départ des pèlerins, l'Égypte fut atteinte; en moins de trois mois le choléra donna la mort à plus de 60 000 habitants. Les navires d'Alexandrie l'importèrent à Beyrouth, Constantinople, Marseille, Alger, New-York et la Guadeloupe. Transportée par la vapeur à travers les mers, cette épidémie a envahi l'Europe en quelques mois.

S'est-elle éteinte en Europe en 1867, ou bien l'épidémie de 1873 n'est-elle que le réveil des germes laissés parmi nous? M. Proust pense avec M. Fauvel que, depuis 1866, il est toujours resté des foyers mal éteints en Galicie et dans certaines parties de la Russie, et que, chaque année, on les voit s'assoupir pendant l'hiver et éclater de nouveau au printemps. Les médecins anglais établis aux Indes pensent au contraire que nous avons été en présence d'une importation asiatique. Ainsi, d'après M. H. Blanc, l'épidémie éclata au pèlerinage d'Hurdwar, au mois d'avril 1867, se déclara le 11 mai à Peshawar et passa dans le Cachemir et l'Afghanistan. Elle parvint en Perse, où elle règne jusqu'à l'automne de 1868; de là elle gagna la Russie et une grande partie de l'Europe. Quelle que soit son origine, on peut affirmer qu'elle a fait moins de ravages qu'aucune autre des épidémies qui l'ont précédée.

En 1883, le choléra fut importé en Égypte par des Indous, et y fit environ 50 000 victimes. En 1884, le choléra envahit Toulon, Marseille et le Midi de la France au mois de juin ; il envahit Paris au mois de novembre. Il gagna la Bretagne, l'Italie, l'Espagne, l'Algérie, les côtes de l'Adriatique. Il y eut en France 13 000 décès, 35 000 en Italie, et 180 000 en Espagne. L'Amérique du Sud fut aussi atteinte. Il y eut en 1886 une petite épidémie cholérique dans deux villages de la Hesse. Enfin, en 1890 le choléra reparut en Espagne, mais il n'y fit guère que 4 000 victimes.

De l'étude de ces épidémies, de ces étapes successives, il ressort cette vérité doctrinale que le choléra est importé ou transporté par l'homme. Mais il n'est pas nécessaire qu'un cholérique ait passé par un endroit pour qu'il devienne un foyer d'infection ; les linges, les habits portés par un malade sont de fréquents agents de transmission. En 1853, à Cessantes, près de Vigo, le choléra fut transmis à deux blanchisseuses qui venaient de laver du linge provenant du lazaret où la maladie existait, alors que toute la province était encore indemne. En 1832, un homme d'York fut frappé pour avoir touché un bonnet porté par sa tante qui était morte du choléra dix mois auparavant; ce bonnet avait été renfermé dans un tiroir depuis cette époque. De tout temps, on a remarqué que les buandiers et les blanchisseuses fournissaient à l'épidémie un tribut très élevé. Certaines marchandises, comme les chiffons, peuvent conserver et transporter à une grande distance les matières contagieuses dont elles ont été imprégnées. Ces faits, en apparence mystérieux, sont maintenant très facilement expliqués. Tous les expérimentateurs ont vu que les germes du choléra conservent leur virulence lorsqu'ils sont renfermés dans des fils de lin, de coton, de laine ou de soie.

Lorsqu'un foyer cholérique existe, il est sans cesse ravivé par les germes provenant des évacuations cholériques et par tous les objets qui en ont été souillés. Tous les médecins ont reconnu que, lorsque dans un hôpital, les cholériques se servaient des mêmes fosses d'aisances que les autres malades, la maladie se répandait dans tout l'établissement ; le même fait a été observé dans les prisons et dans les asiles. On a encore observé que la diarrhée qui précède l'attaque du vrai choléra, ou diarrhée prémonitoire, est aussi contagieuse que la diarrhée cholérique.

L'Inde reste toujours le grand foyer cholérique, d'où, tous les dix ou douze ans, des étincelles sont lancées à travers le monde. Jamais le choléra ne s'éteint dans les Indes anglaises. Ainsi la statistique officielle y a enregistré pour les décès cholériques les chiffres suivants :

En 1878. . . . . 318 228
— 1881. . . . . 161 712
— 1887. . . . . 488 788
— 1888. . . . . 270 408

Les savants du monde entier admettaient
donc que le vrai foyer cholérique était sur
les bords du Gange, quand, en 1883, un nouveau professeur d'épidémiologie se révéla au
monde entier, donna gratuitement une leçon
de médecine aux habitants des deux hémi-
sphères et déclara qu'on ne sait rien sur l'origine et le mode de propagation du choléra,
que l'on accuse bien à tort les Indes d'être le
berceau du choléra; que jamais cette maladie
n'a été importée de l'Inde en Égypte ou en
Europe. L'enseignement vint de haut, car
l'auteur était tout simplement le gouvernement de S. M. Britannique. C'était une con-
sultation royale. Il était étrange de voir un
gouvernement aussi sérieux que le gouvernement britannique, se permettre de donner
une leçon de médecine aux médecins les plus
éminents qui ont le tort de ne pas penser
comme lui, de croire que l'Inde est le foyer
du choléra, et de ne pas avoir une foi absolue
dans ce nouveau dogme de la spontanéité du

choléra, propagé à travers le monde par des notes diplomatiques. On n'a pas pu voir, sans sourire, le gouvernement d'un grand pays avoir des idées sur la pathologie générale, des idées absolument spéciales à lui, puisqu'elles ont été condamnées par les délégués de *tous* les pays aux conférences sanitaires internationales de Constantinople et de Vienne? Désormais aurions-nous une pathologie politique comme nous avons une économie politique?

Est-il vraiment possible de ne pas croire que l'on rêve, quand on voit un gouvernement politique venir, sans s'appuyer sur l'autorité de grands médecins de toutes les nations, affirmer ainsi un dogme purement anglican. Comment, on ne sait rien de l'origine et du mode de propagation du choléra, mais vraiment on ne veut rien savoir, et, en y mettant encore un peu plus de bonne volonté, les Anglais ne sauront même plus s'il existe un choléra! Et cependant nous voudrions bien que la science révélée du gouvernement britannique nous dise s'il existe dans un autre pays que l'Inde un foyer permanent de choléra. Oui ou non, y a-t-il dans le monde un autre pays que l'Inde où le choléra soit endémique d'une façon permanente? Eh bien! non, il n'y en a pas. L'Inde a ce triste privilège, au moins pour l'instant.

Ce fléau vient de l'Inde en Europe, tantôt par la voie maritime, comme en 1884, tantôt par la voie terrestre comme en 1892. Nous verrons cependant, chemin faisant, que l'épidémie hessoise de 1866, que l'épidémie espagnole de 1890, et que l'épidémie parisienne actuelle, sont dues non pas à l'apport de nouveaux germes indiens, mais à la résurrection de germes cholériques répandus sur le sol plusieurs années auparavant, demeurés latents pendant de longs mois, et que des conditions physiques et chimiques encore inconnues ont réveillé de leur profond sommeil. Ces germes sont répandus dans l'air sous forme de poussières et absorbés par les voies aériennes, ou bien ils sont entraînés par l'eau et absorbés par les voies digestives.

Mais que ce soit l'eau ou l'air qui soient le véhicule du contage, c'est toujours dans le sol que cet élément contagieux a été puisé, quand on est en présence d'une épidémie de choléra non importé de l'Inde, de choléra non envahissant, de choléra reviviscent. Les germes d'une épidémie antérieure ont été déposés dans le sol par l'intermédiaire des matières fécales qui en contiennent des quantités innombrables. Les germes ne meurent pas dans la terre, ils continuent à vivre, peut-être même à pulluler ; puis quelques années après, ils sont entraînés par les eaux de pluie, dans l'eau des fleuves ou des rivières que nous buvons, ou bien, ils remontent à la surface du sol et sont entraînés dans l'air que nous respirons avec les poussières que le vent soulève. C'est toujours le sol qui est le grand réceptacle, le grand conservateur des microbes du choléra. Et si nous n'y prenons garde, le fléau deviendra une maladie européenne, parce que le sol européen sera infecté par les microbes du choléra.

M. Pettenkofer, le célèbre hygiéniste de Munich, prétend que certains lieux sont favorables, que d'autres sont défavorables à l'évolution du choléra. Il est *localiste*. Ainsi, dit-il, dans ces douze dernières années, il y a eu 80 p. 100 de morts dans le Bas-Bengale; 2 p. 100 dans le district ouest du Penjab; dans les six autres districts du Penjab, il n'y a pas eu un seul décès. Donc il y a une immunité locale dans l'Inde, comme à Versailles et à Lyon, qui ont été à peine effleurés par le choléra. Cette théorie de l'immunité, dit toujours M. Pettenkofer, est absolument inexplicable pour les bactériologistes, elle est contraire à la théorie de la propagation du choléra par l'eau; mais, d'autre part, les localistes sont incapables de dire pourquoi ces pays possèdent l'immunité. Aussi cette question nous semble-t-elle, contrairement aux assertions de M. Pettenkofer, être absolument insoluble en ce moment.

Nous pouvons seulement dire que dans certaines localités, les germes du choléra déposés par des épidémies antérieures ne reviennent plus à la vie, et que, dans d'autres localités, ils couvent, puis se répandent dans la population. Il est probable que des conditions géologiques et des conditions hygiéniques motivent ces faits, mais il faut avouer que nous ne les connaissons pas encore. Et il vaudrait mieux pouvoir dire que partout la destruction des germes des affections contagieuses est si parfaite, qu'ils ne seront plus jamais à redouter.

Ce que nous disons du choléra s'applique d'autant plus à la fièvre typhoïde et à l'influenza qui font un bien plus grand nombre de victimes. Il y a vingt ans, avant les progrès de la vaccination, la petite vérole était aussi redoutable que l'influenza. En 1870, elle fait à Paris 786 victimes en mai, 866 en juin, 983 en juillet, 1 361 en octobre pendant le siège. Tandis que pendant tout le temps de l'épidémie cholérique de 1873, il n'y eut que 854 décès parisiens, et 997 en 1884. Il est certain que l'intensité meurtrière du choléra à Paris décroît, probablement grâce aux progrès de l'hygiène, car, en 1832, il fit 18 402 victimes, 19 184 en 1849 et 11 008 en 1865-1866. Mais il continue à inspirer une grande terreur parce que souvent il foudroie les individus et les tue en quelques heures.

CHAPITRE II

Le bacille du choléra. — Inoculation de ses cultures aux animaux. — Atténuation du virus cholérique et essais de vaccination. — Bacille du choléra des oiseaux. — L'étude du bacille nous éclaire sur le mode de propagation du choléra et sur les moyens de s'en préserver.

Le choléra est une maladie infectieuse due à la pullulation d'un microbe qui répand dans l'organisme des poisons violents. Ce microbe a été découvert en 1883 dans l'Inde et en Égypte par le célèbre bactériologiste de Berlin, Koch. Il l'a trouvé sur les parois de l'intestin des cholériques morts à la suite d'une atteinte rapidement fatale, ou dans les selles riziformes qui constituent souvent une culture pure de ce bacille. Sa forme est celle d'une virgule. C'est un bâtonnet incurvé,

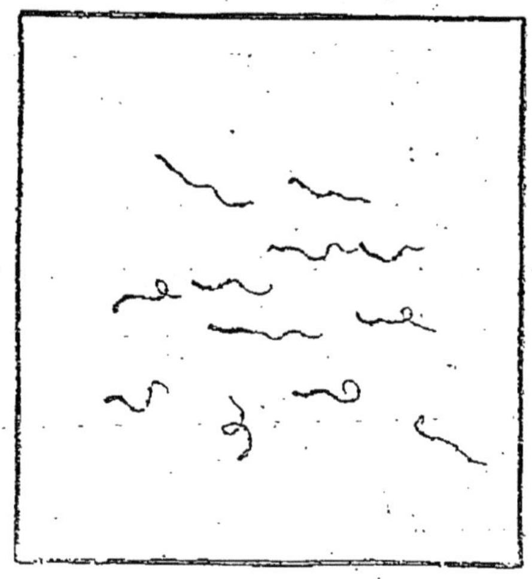

Bacille du choléra avec ses cils mobiles,
d'après une préparation faite par M. le professeur Straus.

très mobile. On le distingue facilement des autres bacilles-virgules, parce qu'à l'une de ses extrémités il possède un long appendice très fin et très mobile, auquel Lœffler, de Greifswald, a donné le nom de cil. Ces cils, si importants et si curieux à observer, peuvent être facilement montrés par une technique très simple, récemment imaginée par le professeur Straus. On place sur une petite lamelle de verre une goutte d'une culture de bacilles cholériques dans du bouillon, et une goutte de la solution de fuchsine phéniquée de Ziehl. On étale ce mélange, et l'on place la lamelle sur une lame de verre. L'examen rapide de cette préparation au microscope est saisissant et l'on voit au milieu du liquide les petits bacilles flanqués de leur long cil, ou plutôt de leur longue queue, mince et flexible, qui s'infléchit et se tortille comme un ver. Cette figure ressemble beaucoup à celle d'un minuscule spermatozoïde.

On a prétendu qu'il existe plusieurs espèces de bacilles-virgules; que celui de Calcutta n'est pas le même que celui de Saïgon ou de Paris. Ce n'est pas exact, car dans toute épidémie de choléra importé ou autochtone, on trouve dans l'intestin ou les matières fécales

de l'immense majorité des malades, le bacille
décrit par Koch. Il est vrai que dans quelques cas on ne le trouve pas, et qu'on trouve
au contraire un bacille qui pullule souvent
dans l'intestin normal; le *bacillus coli communis*. On dit alors qu'il ne s'agit pas du choléra indien, mais du choléra nostras. C'est possible, mais il ne faut pas oublier que dans
un assez grand nombre de cas légers ou à
marche lentement fatale, on ne trouve pas de
bacilles de Koch parce qu'il y en a fort peu.

Koch a vu que la moindre trace d'acide tue
le bacille du choléra. D'où l'on peut conclure
qu'il suffit d'aciduler l'eau de boisson avec un
peu d'acide citrique ou d'acide chlorhydrique,
de faire même une limonade au citron pour
éviter l'infection par l'eau. De ce fait, on peut
ainsi conclure que l'on ne peut pas gagner le
choléra par la voie alimentaire, si l'estomac
est normalement acidifié par le suc gastrique.
Aussi voit-on souvent le choléra attaquer les
gens qui ont des mauvaises digestions à la

suite d'excès alimentaires ou d'une alimentation défectueuse.

M. le Dr de Christmas vient tout récemment de rechercher à l'Institut Pasteur quel degré d'acidité il faut donner à l'eau pour la rendre inoffensive, en y tuant les germes du choléra et de la fièvre typhoïde, et il a bien voulu me donner le résultat de ses expériences encore inédites. Il a vu que dans l'eau de la canalisation de Paris, additionnée de 6 décigrammes d'acide citrique par litre, les bacilles du choléra meurent en un quart d'heure. Le microbe de la fièvre typhoïde demande une dose de 9 décigrammes par litre pour être tué. On est donc sûr d'obtenir une eau absolument inoffensive en ajoutant 1 gramme d'acide citrique par litre. La boisson ainsi constituée est fort agréable et supporte très bien le vin. Comme l'acide citrique vaut 3 francs le kilo, la dépense ne revient qu'à 3o centimes pour 100 litres d'eau, ce qui est absolument insignifiant. Aussi nous ne saurions trop recommander l'usage de l'eau acidulée en temps d'épidémie cholérique.

Koch a pu inoculer le choléra à des cochons d'Inde en introduisant des cultures de bacilles cholériques dans leur estomac au moyen d'une sonde œsophagienne. Les animaux avaient auparavant reçu dans l'estomac, par le même procédé, une solution alcaline pour neutraliser leur suc gastrique. En outre, Koch leur injectait dans le péritoine une certaine quantité de teinture d'opium, pour supprimer les mouvements péristaltiques de l'intestin.

Doyen, de Reims, a vu qu'en introduisant, dans l'estomac, de l'alcool, on peut se dispenser de la solution alcaline et de la teinture d'opium. Ces expériences montrent l'importance du bon fonctionnement de l'appareil digestif dans la défense contre le choléra.

M. Gamaléia a vu que l'absorption de la papaïne, de la pancréatine, du nitrate de soude, permet aussi aux lapins d'être infectés par le choléra. Cet expérimentateur a pu donner le choléra au chien en lui inoculant dans les veines une culture de bacilles-virgules. Chez cet animal la maladie est absolument identique à celle de l'homme.

Pfeiffer a vu que lorsqu'on injecte une culture de bacilles cholériques dans le péritoine, ou dans la plèvre d'un animal, il meurt avec un fort épanchement de sérosité dans ces cavités. On peut même exalter le virus du choléra en inoculant le liquide péritonéal ou pleural à d'autres animaux. M. Gamaléia et M. Haffkine ont montré que ces cultures, dont la force meurtrière est considérablement accrue, peuvent tuer les animaux si on les injecte dans les muscles. En injection sous-cutanée, elles ne provoquent qu'une mortification locale des tissus.

M. Gamaléia a reproduit chez les animaux tous les symptômes du choléra avec des cultures chauffées pendant plusieurs jours à 60°, température qui fait périr les bacilles. En injectant dans les veines des lapins 5 à 15 centimètres cubes d'une culture ainsi chauffée, une heure après l'injection, il a vu les animaux avoir la diarrhée, l'abattement, la soif, l'inappétence, la suppression des urines caractéristiques du choléra. Les sujets meurent le plus souvent; à leur autopsie on trouve les lésions intestinales également caractéristiques du choléra. On voit donc que l'on peut gagner cette maladie par l'intermédiaire des bacilles morts, dont les cadavres contiennent le poison mortel de cette affection.

M. Gamaléia a aussi vu que la filtration des cultures cholériques sur le filtre Chamberland les rend presque inoffensives. En injectant 10 à 20 centimètres cubes de ce liquide filtré dans les veines des lapins, il ne pouvait constater chez eux qu'une diarrhée sans importance, puisque les animaux se rétablissaient très vite et restaient ensuite en bonne santé.

M. Gamaléia a encore constaté que les cultures cholériques chauffées pendant quelques minutes à la température de l'ébullition de l'eau, et injectées dans les veines des lapins, ne procurent à ces animaux qu'un abattement passager. Mais elles deviennent très toxiques si on les chauffe à 120°, parce que cette extrême chaleur dissout le corps des bacilles qui renferme un poison mortel. Ces expériences fort intéressantes montrent que, pour débarrasser l'eau de boisson du poison cholérique, il faut ou l'aciduler ou la filtrer sur un filtre de porcelaine ou d'amiante, ou bien la faire bouillir pendant quelques minutes. Il est inutile et même dangereux de boire de l'eau suspecte portée à 120° dans un stérilisateur mécanique.

Un certain nombre d'expérimentateurs ont essayé de *vacciner contre le choléra*. M. Ferran, de Barcelone, a le premier, en 1885, vacciné des êtres humains contre le choléra avec des cultures de bacilles chauf-

fées. Mais ses procédés n'ont généralement
pas semblé être très corrects. En 1888,
M. Gamaléia a fait quelques essais intéres-
sants sur la vaccination du choléra, en injectant aux animaux des traces d'une culture
cholérique chauffée à 120°. Il avait pu ainsi
conférer l'immunité à quelques cobayes. Tout
récemment M. Haffkine, à l'Institut Pasteur,
est arrivé à atténuer le virus cholérique en le
cultivant à 39° dans une atmosphère constamment aérée et en le réensemençant tous les
deux jours dans un nouveau bouillon nutritif.
Si l'on inocule ce virus atténué à des lapins, à
des cobayes, à des pigeons, ces animaux résis-
tent à l'inoculation du virus cholérique le
plus fort, provenant des malades de l'Inde, de
la Cochinchine et de Paris. Ces animaux
résistent au choléra, même si on leur fait
absorber le virus par l'estomac, après avoir
préalablement injecté de l'opium dans leur
péritoine, selon la méthode de Koch. Ces
expériences sont extrêmement encoura-

geantes; et il faut souhaiter que les expérimentateurs de l'Europe entière puissent les
répéter. Il sera peut-être alors possible de
les appliquer à l'homme. M. Haffkine vient
du reste d'inoculer son vaccin à lui-même
et à trois autres personnes qui n'ont éprouvé
qu'un malaise passager. Tardivement l'injection a produit du gonflement et de la
douleur qui ont disparu en quelques jours.
Le 7ᵉ jour qui a suivi l'inoculation vaccinale,
M. Haffkine et un de ses confrères russes ont
reçu l'inoculation du choléra le plus virulent
et ils n'ont éprouvé aucun accident.

Tout récemment aussi, trois élèves de
Koch : MM. Brieger, Kitasato et Wasser-
mann ont essayé un nouveau moyen de vaccination. Ils ont cultivé des bacilles cholériques dans de l'extrait d'une glande appelée
thymus. Des cochons d'Inde reçurent dans
l'estomac ou dans le péritoine 1 centimètre
cube de ce liquide chaque jour pendant quatre
jours, et, vingt-quatre heures après, les trois

quarts des animaux avaient acquis l'immunité contre le choléra; cette résistance au poison cholérique dure environ deux mois. La macération du thymus, glande riche en éléments cellulaires jeunes, détruit la virulence du poison cholérique; elle semble donc contenir un antidote de cette matière toxique, un contre-poison qui neutralise les effets de la substance morbide contenue dans le corps des bacilles-virgules. Ces auteurs ont aussi vacciné des cobayes en leur inoculant 2 centimètres cubes d'une culture de bacilles cholériques dans du bouillon, chauffée à 65° pendant 15 minutes. Ce sont des expériences intéressantes et qui méritent d'être poursuivies. Il importe surtout de savoir si par ces injections on peut guérir le choléra à son début, c'est-à-dire produire l'immunité après l'infection. Car les méthodes curatives spécifiques sont bien plus pratiques que les méthodes vaccinales préventives.

M. Gamaléia a trouvé, chez des oiseaux du

marché d'Odessa, un microbe, appelé *vibrion avicide*, qui a presque exactement la forme et les propriétés du bacille-virgule de Koch ; les pigeons, les poules et les poulets étaient très fréquemment envahis par le microbe qui provoquait chez eux le refroidissement du corps et une diarrhée mortelle. Mais le *choléra des oiseaux* n'est pas absolument semblable au choléra humain, car le premier est directement transmissible par l'alimentation au cobaye, tandis que le second ne peut attaquer cet animal par cette voie, que si on l'a préalablement préparé, en neutralisant son suc gastrique et en paralysant son intestin par l'opium. Ce microbe est chez tous les animaux absorbable par les voies aériennes ; de sorte que la maladie est plus souvent gagnée par la respiration que par l'alimentation. Du reste, on admet maintenant que presque tous les microbes peuvent envahir l'organisme en passant par le poumon. Le microbe cholérique indien ne fait probablement pas exception à cette règle ;

aussi peut-on gagner le choléra asiatique ou parisien en aspirant des poussières d'un sol infecté par des bacilles-virgules.

M. Brühl a vacciné les lapins contre le microbe du choléra des oiseaux, en injectant dans leurs veines 2 à 10 centimètres cubes d'une culture de ce bacille stérilisée par la chaleur. Le sérum du sang de ces animaux vaccinés possède lui-même une propriété vaccinale.

CHAPITRE III

Description de la maladie. — Choléra asiatique
et choléra nostras.

Quelquefois le choléra débute très rapidement; mais le plus souvent il est précédé d'une diarrhée peu intense qui a une durée variable, de quelques heures à quelques jours. Pendant ce temps les forces et l'appétit du malade sont conservés; il va et vient et répand dans les cabinets d'aisances, ou sur le sol, des matières fécales qui peuvent contenir des germes cholériques et contribuent ainsi à la dissémination du choléra.

Quand le choléra est déclaré, les selles deviennent fréquentes et très profuses; elles prennent la forme d'un véritable flux intestinal, incolore, dans lequel nagent des flocons blanchâtres qui ont été très exactement comparés à des grains de riz; aussi donne-t-on à ces selles la dénomination de riziformes. Elles sont constituées par les débris de la paroi superficielle de l'intestin, et on y rencontre un grand nombre de bacilles du choléra.

En même temps le malade vomit sans cesse; il a des crampes dans le ventre et dans les membres, de l'angoisse respiratoire, une soif ardente; il cesse complètement d'uriner. La faiblesse devient rapidement redoutable, les extrémités se refroidissent; la figure est grippée, les yeux sont excavés; le corps prend une teinte bleuâtre et les ongles noircissent. C'est alors que l'asphyxie commence; le malade est dans un tel état de prostration qu'il perd à peu près connaissance. Puis la mort vient le plus souvent mettre un terme à ces terribles angoisses. Pendant toute la maladie, la température du corps ne s'est pas sensiblement élevée; elle a oscillé entre 37° et 38°.

Lorsque la mort ne survient pas pendant cette période asphyxique, le corps se réchauffe peu à peu, la respiration cesse d'être anxieuse, les crampes sont supprimées et les urines reparaissent. Le malade entre dans ce qu'on a appelé la période de réaction.

Lorsque le malade meurt, on trouve à son autopsie les parois du petit intestin congestionnées et présentant une teinte hortensia. Le gros intestin est généralement normal. On rencontre le plus souvent, sur tout le canal intestinal, des petites saillies dures, arrondies, qui offrent l'aspect d'une éruption vésiculeuse. Les reins sont atteints de néphrite infectieuse. La rate a son volume normal.

L'ensemble des symptômes à l'aide desquels se manifeste l'invasion de l'organisme par le bacille du choléra indien, par le bacille-virgule de Koch, semble pouvoir être dû aussi à l'invasion d'autres microbes. MM. Gilbert et Girode, Widal et Chantemesse, Ménétrier, Cuffer, Netter ont observé des malades chez lesquels la diarrhée profuse et les vomissements se manifestèrent brusquement; les crampes, l'angoisse respiratoire, le refroidissement du corps, la soif ardente, l'anurie furent constatées, et la mort survint. A l'autopsie on trouva les lésions intestinales du choléra. Cependant le contenu intestinal ne renfermait pas de bacilles-virgules, mais on y constatait une quantité énorme de bactéries qui étaient tout simplement le *bacterium coli commune,* microbe habitant normalement en petite quantité l'intestin, et qui, dans certain cas, pullule, envahit tout l'organisme et produit la mort. Il est donc possible que, dans quelques conditions encore inconnues, ce microbe banal puisse produire des accidents cholériformes.

Finkler et Prior, Deneke, ont aussi trouvé d'autres microbes chez des individus morts d'accidents cholériformes. Dans tous ces cas, on admet que l'on est en présence du *choléra nostras* et non du choléra indien ; du choléra né sur place et non du choléra importé. Nous avons déjà vu que, depuis une vingtaine d'années, le microbe du choléra indien tend à élire domicile dans certaines localités de l'Europe, et que nous sommes en ce moment, aux environs de Paris, en présence d'une épidémie de choléra indien, née cependant dans le sol de la banlieue. Le choléra indien commence déjà à devenir du choléra nostras.

CHAPITRE IV

Contagion directe du choléra par promiscuité et contact
des cholériques. — Nécessité des hôpitaux spéciaux. —
Contagion indirecte par l'eau et par l'air; mais toujours
par l'intermédiaire du sol.

La *contagion directe* du choléra, par le contact des linges souillés par les matières fécales des cholériques, a été admise depuis bien
longtemps. L'usage des mêmes cabinets d'aisances qu'un cholérique est aussi une source
très fréquente de propagation de la maladie,
dans les milieux malpropres. C'est certainement par le contact direct que se développent

les épidémies intérieures dans les familles et surtout dans les hôpitaux. Ces épidémies d'hôpitaux sont fréquentes; nous en citerons une seule : Pendant l'épidémie de 1865, M. Proust a pu suivre la maladie de lit en lit, à l'hôpital de la Charité. Un cholérique entre dans la salle Saint-Charles, au n° 5. Le soir, il est transporté dans la salle des cholériques; le lendemain de son départ, son voisin de lit, n° 6, était pris de choléra. Il fut transporté dans la salle où les cholériques étaient isolés; le surlendemain, le n° 7 était atteint, évacué, et ainsi de suite jusqu'au n° 16.

En 1873, à Paris, on a constaté dans les hôpitaux un grand nombre de cas intérieurs, plus de 60 en 15 jours. Pendant l'épidémie actuelle, on a vu que les cholériques venus de la banlieue dans les hôpitaux de Paris, avaient contagionné des malades couchés dans les mêmes salles qu'eux.

Ces faits démontrent que les cholériques doivent être soignés dans les hôpitaux spé-

ciaux. En outre, dans chacun de ces hôpitaux,
il importe d'installer un pavillon d'observation dans lequel seront envoyés tous les malades atteints de diarrhée grave, tous les cas
douteux ; si leur état devient franchement cholérique, on les placera dans les salles spéciales ; sinon, dans cette salle d'observation, ils
guériront sans avoir aucune chance de gagner
le choléra. Mais il faut bien savoir que dans
les salles d'observation, et dans les salles
de cholériques, on devra prendre les mesures
de désinfection les plus sévères. Tous les
linges et effets devront être stérilisés dans une
étuve à vapeur d'eau ; les vases et ustensiles
seront placés dans des récipients contenant
de l'eau, et l'on fera bouillir le tout pendant
quelques minutes. Les instruments en porcelaine et en verre pourront être lavés avec de
l'eau froide additionnée d'acide sulfurique
dans la proportion de 5 grammes par litre.
Sur les matières fécales, on jettera une cuillerée à soupe d'acide sulfurique du commerce.

Si on ne prend pas toutes ces précautions,
les hôpitaux d'isolement deviennent des
foyers d'infection et de propagation du choléra.

Lorsqu'on ne peut pas avoir un hôpital
spécial pour les cholériques, il faut non seulement exécuter ponctuellement les prescriptions que nous venons d'indiquer, mais il
importe aussi de soutenir les forces des con-
valescents qui sont encore à l'hôpital général;
leur alimentation doit être abondante et choi-
sie. En hiver, ils devront être chaudement
vêtus pendant le jour et bien couverts pendant la nuit; car l'extension rapide du choléra
dans les hôpitaux est due surtout aux conditions d'épuisement dans lesquelles se trouvent
les malades affaiblis par des affections aiguës
ou chroniques.

Pettenkofer nie la contagion directe du
choléra, parce que les médecins et les gardes-
malades ne sont pas atteints spécialement
par lui. Ce fait est dû à la propreté des per-

sonnes qui, par leur métier, sont en rapport constant avec les malades.

La *contagion par l'eau* est certaine. L'eau peut être souillée primitivement par les habitants des bateaux qui sillonnent un fleuve. Mais elle est plus souvent souillée par les égouts d'une ville qui verse des matières fécales à la rivière; plus souvent encore, elle est contaminée par les eaux de pluie qui entraînent des germes cholériques déposés sur le sol à l'aide des matières fécales depuis un temps plus ou moins long. C'est donc toujours aux matières de vidange qu'il faut s'attaquer, ce sont elles qui sont l'agent de propagation du choléra. Cette vérité n'est, du reste, pas neuve, elle a été formulée et défendue par le docteur Charles Pellarin, en 1849; elle a été adoptée en 1854 par Pettenkofer.

Le bacille du choléra vit très bien dans l'eau. Meade Bolton a pu le conserver vivant dans l'eau pendant 7 mois, et son expérience a été vérifiée à l'office sanitaire de Berlin, par Wolffhügel et Riedel.

Le bacille du choléra a été trouvé par Koch dans un réservoir de Calcutta, dont l'eau servait à l'alimentation d'un groupe d'Hindous qui fut atteint du choléra. Nicati et Riestsch ont trouvé le même microbe dans l'eau du port de Marseille.

En présence de ces faits, peut-on dire que l'eau est l'unique véhicule du choléra? C'est l'opinion de plusieurs savants éminents, et entre-autres de M. Koch, qui défend la *Trinkewasser Theorie* généralement adoptée en Angleterre et en France. D'après cette théorie, le choléra ne se propagerait pas par les poussières de l'air, mais uniquement par l'eau de boisson. Depuis longtemps on avait vu, en Angleterre, des quartiers entiers, alimentés par une source ou une rivière, être atteints du choléra, tandis que d'autres quartiers alimentés par d'autres sources étaient indemnes. En France, des observations analogues furent faites pour les quartiers qui recevaient de l'eau du canal de l'Ourcq, par MM. Brouardel, Marey et Durand-Claye. En 1870, le docteur Macnamara vit dans l'Inde une eau, souillée par mégarde de selles cholériques, donner le choléra à 5 personnes, sur 19 qui l'avaient bue. Enfin, pendant ces dernières années, de nombreux expérimentateurs, en France et en Allemagne, ont constaté que des germes cholériques vigoureux peuvent vivre pendant plus d'une année dans les eaux potables (Hochstetter, Pfeiffer, Straus et Dubarry), surtout entre 15 et 20°, ce qui explique l'intensité des épidémies pendant les saisons chaudes ou tempérées, et ce qui démontre aussi le danger de remplir les réservoirs des maisons avec de l'eau contaminée.

Mais il faut aussi admettre la *contagion par le sol et par l'air.* En effet, on sait aujourd'hui que le sol est un milieu favorable à l'évolution de nombreux germes morbides. Nous croyons que la terre est le grand réceptacle où les microbes des maladies contagieuses viennent tour à tour atténuer ou exalter leur virulence. M. Pasteur a découvert des germes du charbon dans la terre d'une fosse où un animal avait été enfoui douze ans auparavant. MM. Grancher et Deschamps ont trouvé le bacille de la fièvre typhoïde sur une terre qui le contenait depuis cinq mois et demi. En outre, dans le sol, on rencontre le microbe de la septicémie, celui du tétanos et celui qui produit les abcès. Depuis 1854, M. le professeur Pettenkofer, de Munich, soutient que le sol est un milieu éminemment favorable au germe cholérique. Cette assertion, qui n'était alors fondée que sur des hypothèses hasardées, vient d'être vérifiée par MM. C. Fraenkel et de Giaxa qui ont vu le microbe-virgule vivre et se reproduire dans les couches superficielles du sol. MM. Schotellius et Gruber ont montré qu'il prospère au milieu des autres microbes du sol, qu'il triomphe d'eux facilement dans la lutte pour l'existence. On pouvait se demander comment ce microbe, habitué à une nourriture si substantielle dans l'intestin humain, pouvait se contenter des faibles matières nutritives du sol. Mais MM. Wood et Halschewnikoff ont fait remarquer avec raison qu'un microbe, habitué à vivre à l'abri de l'air, a de plus faibles exigences d'alimentation quand il vit à l'air.

M. Hueppe a démontré que le microbe du choléra, sortant du sol, est beaucoup plus vigoureux que le même microbe sortant du corps humain; qu'il résiste beaucoup mieux à la sécheresse, à la putréfaction, à la concurrence de microbes voisins, aux acides; que, en outre, il peut passer dans le sol par des alternatives d'humidité et de sécheresse. Grâce à ces ingénieuses recherches, M. Hueppe a rajeuni la vieille théorie de Pettenkofer. D'après lui, le germe du choléra est à peu près inoffensif à la sortie du corps humain, et les déjections seront facilement désinfectées. Le microbe-virgule a besoin de vivre dans le sol pour reprendre sa virulence, pour arriver à cette maturité nécessaire à la détermination d'une explosion épidémique.. Cette explosion aura lieu quand la nappe d'eau souterraine sera abaissée, quand la surface du sol contaminé sera sèche. A ce moment, le microbe du choléra pourra supporter la dessiccation, sera entraîné avec les poussières du sol dans l'air, absorbé par la salive et porté dans l'estomac, où l'acide du suc gastrique sera impuissant à le détruire. Enfin, les épidémies cholériques ne cesseront que lorsque le sol trop humide ou trop sec sera devenu un milieu défavorable à la culture du bacille-virgule.

C'est là la *Grundwasser Theorie*, la théorie de la propagation du choléra par les poussières d'un sol plus ou moins humide. Cette hypothèse peut parfaitement être expliquée par les recherches scientifiques modernes. En effet, des expériences fort intéressantes de Soyka, professeur d'hygiène à Prague, ont démontré que les microbes contenus dans la profondeur du sol, après y avoir été entraînés par les eaux, remontent rapidement à la surface par capillarité, quand les couches superficielles sont plus riches que les couches profondes. En outre, M. Duclaux, professeur de chimie biologique à la Sorbonne, explique, d'une façon fort ingénieuse, la manière employée par la nature pour faire remonter de la profondeur à la surface du sol les microbes aérobies, ceux qui ont besoin d'air pour vivre. Les microbes du sol transformant la matière organique en éléments plus simples, parmi lesquels existe toujours de l'acide carbonique, les couches du sol se saturent de ce gaz. Les couches superficielles le perdent facilement par diffusion; mais, si les matières organiques sont très nombreuses dans la profondeur, l'acide carbonique saturera les couches profondes; les microbes aérobies ne pourront plus y vivre et remonteront fatalement à la surface. Sans compter l'action des vers de terre qui transportent presque tous les microbes à travers leur canal intestinal sans en être incommodés, voilà les deux principaux mécanismes qui rempliront toujours la surface du sol de microbes pathogènes, presque tous aérobies, c'est-à-dire avides d'oxygène. La culture n'apportera aucune modification à cette répartition des microbes dans les couches superficielles, comme l'a démontré M. Fraenkel, de Berlin.

Ces microbes pathogènes répandus à la surface du sol peuvent pénétrer dans l'économie humaine par la voie alimentaire, si l'on mange des légumes non cuits, comme des radis, des salades qui ont baigné dans les eaux d'irrigation ou les fumiers ; ou bien par la voie respiratoire lorsque le vent entraîne des poussières solides ou des gouttelettes d'eau. C'est surtout par la pulvérisation de l'eau contenant des germes morbides que la contagion se produit ; la tuberculose est un des exemples frappants de ce mode de propagation; on a constaté le même fait pour plusieurs maladies qui affectent les animaux.

De ces deux hypothèses, la *Trinkewasser Theorie* et la *Grundwasser Theorie*, laquelle doit-on adopter? Je n'hésite pas à répondre : les deux. En effet, la propagation du choléra se fait certainement par l'eau de boisson; mais l'eau ne peut pas toujours être incriminée, et on prend quelquefois le choléra en absorbant des germes par la bouche ou le nez. En outre, l'eau de boisson ne contient des germes cholériques actifs et résistants que lorsqu'elle les a puisés dans le sol par l'intermédiaire des pluies. Aussi, s'inspirant de ces deux théories, doit-on se garder de souiller le sol aussi bien que l'eau. Pour arrêter la propagation du choléra, il importe de ne répandre sur le sol ou dans les cours d'eau que des déjections cholériques désinfectées par la chaleur ou un antiseptique chimique. Il ne faudra jamais laver les linges dans les rivières, ils devront être plongés dans l'eau bouillante. Les linges ayant servi aux cholériques sont très dangereux; ils renferment, comme le sol, des microbes-virgules ayant vécu à l'air, dans un milieu humide, puis sec. Ces bacilles sont très résistants et infectent bien plus souvent les blanchisseuses que ceux du corps humain n'infectent les infirmiers ou les vidangeurs.

Il est fort probable que l'épidémie espagnole de 1890 est due à la souillure du sol de Puebla-de-Rugat. Ce village, situé dans la province de Valence, est fort éloigné de la mer. Le choléra y est apparu en mai 1890. On a raconté que des terres, remuées dans la partie du cimetière de ce village, où avaient été enterrés les cholériques de 1885, avaient été déposées dans les rues pour faire une chaussée nouvelle. Cette explication nous paraît être acceptable. Autrefois, on pensait que le choléra indien devait toujours venir de l'Inde; on croyait que le germe de ce fléau

périssait en Europe, qu'il trouvait seulement
dans les marais du Gange un milieu favorable à sa vie, à sa reproduction incessante.
Des études anciennes, contrôlées par des travaux récents sur la vie des microbes-virgules,
doivent nous faire admettre que, dans certaines conditions, l'agent cholérique peut vé-
géter sourdement dans le sol et se répandre
tout à coup dans les organismes humains
sous forme épidémique.

On pensait autrefois que l'être humain, que
le corps de l'homme était le seul milieu favorable à l'évolution des germes des maladies
contagieuses, et que ces germes passaient d'un
homme à un autre par l'intermédiaire de
l'air. On sait aujourd'hui que le sol est le
grand fournisseur de germes, qu'il livre tantôt à l'air, tantôt à l'eau.

CHAPITRE V

Épidémie actuelle. — Choléra russe. — Choléra parisien.
— Dangers de l'infection des bords de la Seine par le
tout à l'égout, et de l'infection de la presqu'île de Gennevilliers par les irrigations. — Nécessité de l'assainissement des villes et des campagnes.

En 1891, le choléra s'est répandu dans le
bas Bengale, dans le district de Purnia, qui
est situé entre Nipal et le Gange, dans l'aire
endémique de ce fléau. Ce district contient
une population de 2 millions d'habitants ; il
avait été fort peu attaqué par le choléra en
1890. Le 8 février 1891, il y avait une grande
fête religieuse sur les bords du Gange, à Ka-

ragola ; le jour même, le choléra apparut dans cette ville, et le 12 février, 6 000 pèlerins sont morts en chemin de fer en retournant chez eux. En mars, la maladie se généralisa dans le district de Purnia ; on y a constaté 2 187 morts ; en avril, il y eut 10 730 décès et 6 668 en mai.

En 1892, une autre épidémie eut pour point de départ Hurdwar, situé près des sources du Gange, lieu célèbre de pèlerinage. En 1891, le pèlerinage s'était effectué sans choléra. En 1892, on a été obligé de faire cesser le départ des pèlerins pour Hurdwar, et de dissoudre les rassemblements antérieurs, parce que le choléra s'y était déclaré le 22 mars. La dissémination des pèlerins a répandu le choléra dans un grand nombre d'autres villes. M. le Dr Macnamara, dans son récent et fort intéressant ouvrage *Asiatic cholera*, approuve cette dispersion des pèlerins cholériques, parce que, dit-il, toutes les précautions sanitaires sont incapables d'ar-

rêter la marche d'une épidémie de vrai choléra, quand il y a des centaines de mille
hommes campés dans un petit espace. Cette
assertion doit être absolument combattue. Et
il est fort possible d'arrêter une épidémie dans
les campements, si l'on a l'autorité nécessaire
pour imposer les mesures sanitaires que nous
étudierons dans les chapitres suivants :

Du 1er au 7 avril, il y eut 24 cas de choléra
entre Simla et Kalka; le 20, Peshawar et le
pays environnant furent atteints; il y eut
7 000 morts dans le Pemjab, du 15 au 30 avril.
En mai, le choléra a gagné le Cashmir; et à
Srinagar il y eut 5 000 morts sur une population de 124 000 habitants. Le 11 mai, il ap-
paraît à Caboul, et dans l'Afghanistan du Nord,
qui est relié à l'Inde par des chemins de fer.
Le 27 mai, il se joue des quarantaines perses
et russes, et atteint Meshed où il meurt
700 personnes par jour. Le 26 juin, la maladie
atteint Astrabad, Yizd, Resht. En même
temps le nord du Khorassan et les deux ex-

trémités du chemin de fer transcaspien sont envahies.

La maladie atteignit, d'une part, Bakou, la Caucasie, les bords de la mer d'Azof et les rives du Don, d'autre part, Astrakhan et les bords du Volga. Dans cette épidémie, c'est l'homme qui a été le propagateur du fléau. On ne peut accuser ni le sol ni l'eau ; l'épidémie, comme les bateaux venant de la mer Caspienne, a remonté les fleuves au lieu de les descendre. En effet, sur le Volga, la première ville atteinte a été Astrakhan à son embouchure, puis, en remontant, on trouve le choléra successivement à Tsaritzyn, Saratov, Samara, Simbirsk, Kazan et Nijni-Novgorod. C'est aussi en remontant le Don que le choléra se propage dans la Russie centrale de Rostov à Voronej. Puis, le 3 août, il atteint le gouvernement de Tobolsk, en Sibérie, et, dans la Russie d'Europe, Koursk, situé entre Kharkov et Orel. Le 6 août, on annonce 11 décès à Moscou et le fléau se répand à Iaroslavl au-dessus et à l'est de Moscou, et dans les gouvernements de Tambow et de Pensa, entre le Don et le Volga. Il fait son apparition à Saint-Pétersbourg le 12 août. Dans toute la Russie il avait fait 25 000 victimes jusqu'au 1er août.

Le danger de la contamination de l'Europe par la Russie d'Asie a beaucoup augmenté depuis la création du chemin de fer de Merv à la mer Caspienne, car la Perse est bien souvent menacée par les navires qui, depuis quelques années, viennent régulièrement de Bombay à Bassorah. En outre, les chemins de fer de l'Inde et de l'Afghanistan mettent la Perse et la Turcomanie aux portes des foyers permanents du choléra. L'épidémie a envahi Samarcand, Tachkent et Tomsk; elle menace ainsi la Chine.' Elle sévit aussi à Téhéran.

Le choléra fait de tristes ravages en Abyssinie, dans le pays de Gallas, au Choa, au Harrar, sur la côte des Somalis et dans notre colonie d'Obock.

On signale aussi quelques cas en Pologne et en Hongrie.

Il faut donc conclure, avec M. le Dr Macnamara, que l'épidémie actuelle qui ravage la Russie, a couvé pendant l'année 1891 dans la région de l'Inde où le choléra est endémique, et que la réunion des pèlerins à Hurdwar en mars 1892 a été le foyer d'où le fléau s'est disséminé à travers l'Afghanistan, la Perse, la Transcausie et l'Europe.

Depuis le mois d'avril 1892, le choléra règne dans la banlieue de Paris. Son intensité diminue en ce moment, mais il a été assez sévère.

Du 6 avril au 24 juillet elle a occasionné autour de Paris 441 décès, ainsi répartis :

Asnières.	20	Maison de Nanterre.	52
Aubervilliers.	85	Neuilly	9
Clichy.	13	Puteaux.	19
Colombes	12	Saint-Denis	42
Courbevoie.	31	Saint-Ouen.	36
Levallois.	15	Suresnes.	12

A Paris même on a constaté :

	DÉCÈS CHOLÉRIQUES d'habitants de Paris.	DÉCÈS CHOLÉRIQUES d'habitants de la banlieue venus à Paris.
Du 17 au 23 juillet	14	15
Du 24 au 30 juillet	21	11
Du 31 juillet au 6 août	17	7

Beaucoup de cas ont été foudroyants et on a constaté 90 morts sur 100 malades. Pendant le mois de juillet le choléra a sévi à Gonesse et aux environs de Chartres, à l'asile de Bonneval, où on a constaté 20 décès du 17 au 28 juillet. Il y a eu aussi quelques cas disséminés à Dugny, Blancmesnil, Poissy, etc.

Ce choléra est bien le choléra indien; il n'est cependant pas rapidement envahissant. Mais il faut bien savoir que dans l'Inde on constate très souvent des épidémies locales qui ne sont pas envahissantes; le choléra y est endémique, parce que le sol indien est contaminé par les bacilles cholériques déposés pendant les épidémies antérieures. Le sol de la banlieue de Paris tend à devenir aussi infecté que le sol de l'Inde, parce que la municipalité parisienne empoisonne les environs de Paris en transformant la Seine en un immense égout collecteur rempli de matières fécales, et la presqu'île de Gennevilliers en un dépotoir qui conserve les germes cholériques. Nous avons un nouveau Gange au-dessous de Paris.

On verra du reste en lisant les comptes rendus de la *Société médicale des Hôpitaux*, que M. Netter, au laboratoire du professeur Proust; que M. Chantemesse, au laboratoire du professeur Cornil; que M. Roux, à l'Institut Pasteur, ont trouvé dans l'intestin et dans les matières d'un grand nombre de cholériques, le bacille-virgule découvert par Koch dans le choléra de l'Inde, retrouvé par Straus dans le dernier choléra de Toulon, et par Calmette en Cochinchine. Dans certains cas, on n'a pas rencontré ce bacille; cela prouve simplement que d'autres microbes peuvent produire des accidents cholériformes.

Le choléra actuel est dû à la reviviscence des germes de l'épidémie de 1884. Ces germes ont été répandus dans la presqu'île de Gennevilliers qui est irriguée avec de l'eau d'égout contenant des matières fécales. M. Pasteur signalait déjà ce danger, le 18 mars 1888, devant le Conseil d'hygiène du département de la Seine. « Il faut, disait-il, que, par tous les moyens aujourd'hui en notre pouvoir, l'hygiène se préoccupe de détruire les germes des maladies contagieuses qui déciment la population parisienne, ou d'annihiler leur funeste influence. Or, que propose-t-on ? On propose non de les conduire à la mer, où ils ne pourraient plus nuire, mais de les accumuler chaque année, de plus en plus, sur des champs situés aux portes de la grande ville. »

En outre, la Seine reçoit directement à
Asnières la plus grande partie des eaux d'é-
gout de Paris chargées de matières fécales.
Cette eau putride dépose sur les bords de la
Seine les germes du choléra qui y pullulent
pendant quelques années et sont rendus à
l'eau du fleuve, qui devient alors le grand
propagateur du fléau. Ce n'est pas l'eau qui
a conservé les germes de 1884, puisque l'eau
court et n'est pas stagnante; c'est le sol qui
les a nourris et conservés. L'eau de 1884 est
depuis longtemps dans la mer, tandis que
les rives de la Seine n'ont pas bougé. L'eau
n'est qu'un agent de propagation et de dissémination; c'est le sol qui est l'agent conservateur et nourricier des bacilles-virgules.

Quand on pense qu'en cette fin de siècle il
y a, aux portes de Paris, des municipalités
assez peu civilisées pour faire boire à leurs administrés de la décoction de matières fécales
puisée à Saint-Denis ou à Épinay, on se demande à quoi a servi ce grand mouvement

hygiénique qui veut régénérer la santé publique.

Le choléra de 1892 a débuté, le 4 avril, au
dépôt de mendicité de Nanterre, et on y a
constaté 44 décès sur 54 cas. Or, comme cet
asile envoie ses matières fécales à l'égout
et que les eaux d'égout sont répandues sur
un champ d'épuration de 4 hectares, il est
bien probable que dans huit ou dix ans les
germes de 1892 se réveilleront aux environs
de Nanterre.

En même temps que Nanterre, Saint-Denis
et l'île Saint-Denis, Puteaux, Courbevoie
étaient atteints. Puis Suresnes, Neuilly, Levallois, Clichy, Saint-Ouen, Aubervilliers, Argenteuil sont contaminés. Or, toutes ces localités sont situées ou bien dans la presqu'île
de Gennevilliers, ou bien sur les bords de la
Seine, en face ou en aval du grand égout collecteur, et quelques-unes d'entre elles boivent
de la purée de matières alvines. Ces communes ont donc été directement contami-

nées par le sol sur lequel elles résident et qui
est infecté par les infiltrations des irrigations
de Gennevilliers, ou par l'eau qu'elles boivent
et qui est infectée depuis quelques mois par
les microbes accumulés sur les rives de la
Seine depuis 1884.

Les épidémies de choléra de 1866, de 1884,
de 1892 ont débuté par la banlieue, et toujours par la banlieue située au-dessous de
Paris, parce que le sol de cette banlieue est
infecté par des matières fécales de Paris. Jamais Alfort, Choisy, Charenton n'ont été
aussi contaminés que Puteaux, Saint-Ouen,
Saint-Denis, Aubervilliers, Argenteuil. La
dernière épidémie parisienne, celle de 1884,
a présenté un début absolument analogue à
celui de l'épidémie actuelle. Le 13 juin, le
choléra éclatait à Toulon, puis envahissait
tout le Midi. En septembre, nous dit M. Proust
dans son remarquable ouvrage : *la Défense
de l'Europe contre le choléra*, on constate 12
décès cholériques dans la banlieue de Paris,

et les cas sont surtout observés à Saint-Ouen, Saint-Denis et Aubervilliers, c'est-à-dire sur les bords de la Seine au delà de l'égout collecteur de Clichy. La véritable épidémie de Paris ne commença que le 4 novembre. Que voyons-nous aujourd'hui? Une épidémie de choléra qui progresse à travers la Perse, le Turkestan, le Caucase et envahit la Russie d'Europe. En même temps la banlieue de Paris est atteinte. Cette coïncidence démontre-t-elle que le choléra attaquera les environs de Paris dès que ce fléau atteindra les limites maritimes ou terrestres de l'Europe? Nous croyons que cette coïncidence n'est pas fatale et ne tient qu'à l'infection des communes suburbaines et par les détritus de la capitale.

Grâce à cette hygiène déplorable qui envoie dans la Seine ou dans la presqu'île de Gennevilliers une partie considérable des matières fécales de Paris, le choléra est en train de devenir une maladie parisienne. Nous pouvons affirmer que le choléra suburbain de 1892 n'a pas été importé récemment d'Asie, puisque nos frontières de terre et de mer ne sont pas infectées. Il est produit par la reviviscence des germes contenus dans le sol de Gennevilliers et sur les rives de la Seine depuis 1884, comme le choléra de 1884 était produit par la reviviscence des germes contenus sur les rives de la Seine depuis le précédent choléra de 1873, qui était venu directement et rapidement du Havre à Paris. Nous assistons donc à une nouvelle phase des épidémies cholériques parisiennes, celle de la reviviscence des germes qui ne sont plus détruits après chaque épidémie.

Les germes du choléra, les bacilles en forme de virgule découverts par Koch, habitent l'intestin et pullulent dans les matières fécales. Les expériences de Koch, de Wolfhügel et Riedel, de Hueppe démontrent qu'ils vivent parfaitement dans l'eau et se conservent fort longtemps dans le sol sec ou humide. Autre-

fois à Paris on transportait les matières fécales dans des usines qui les transformaient en
sulfate d'ammoniaque et en poudrette ne contenant plus de microbes, parce que ces organismes avaient été tués par le traitement que
l'on avait fait subir aux matières. Depuis
vingt ans, on tend de plus en plus à tolérer
et même à imposer le *tout à l'égout*. Et
comme les égouts se jettent dans la Seine, les
matières fécales infectent le fleuve. Celles qui
sont répandues sur le sol de la presqu'île de
Gennevilliers y arrivent en trop grande quantité pour être épurées. Le sol et le sous-sol de
cette presqu'île sont infectés, aussi l'épidémie
actuelle a-t-elle débuté à l'asile de mendicité
de Nanterre, qui est situé dans cette presqu'île, en face de Bezons.

Ce choléra suburbain de 1892 n'a pas été
importé de l'Inde récemment. Il provient
donc des germes déposés pendant la dernière
épidémie de 1884. Mais où ces germes ont-
ils été déposés? Si l'on examine quelles sont

les localités infectées, on voit qu'elles sont situées soit dans la presqu'île de Gennevilliers,
soit en face de cette presqu'île sur l'autre rive
de la Seine. On prétend que toutes ces localités ont été infectées par l'eau de boisson puisée dans la Seine au-dessous du grand collecteur de Clichy. Mais cette assertion est
erronée. En effet, si on étudie la distribution
des eaux dans la banlieue sur la carte publiée
par M. Hétier dans un rapport présenté le
18 mars 1892, au Conseil d'hygiène de la Seine,
on voit que les premières localités infectées,
Nanterre, Colombes, Asnières, Courbevoie,
Neuilly, Puteaux, Suresnes, Levallois ne
recevaient de l'eau que des prises installées
dans la Seine à Suresnes et à Neuilly, c'est-
à-dire bien au-dessus du grand collecteur de
Clichy. Je ne pense pas que les microbes
aient la propriété de remonter le courant,
comme les poissons. Argenteuil et Aubervilliers reçoivent de l'eau de l'Oise et de l'eau
de la Marne. Les seules communes contami-

nées qui reçoivent de l'eau de Seine puisée en aval de ce collecteur sont : Saint-Denis, l'île Saint-Denis, Saint-Ouen et Clichy-la-Garenne.

On voit donc que *l'eau de Seine n'est pas le seul agent de la propagation du choléra ; que l'épidémie actuelle est née sur le sol de la presqu'île de Gennevilliers*. Car sept communes, sur quatorze contaminées, sont situées sur cette presqu'île ; et dix communes sur quatorze recevaient de l'eau qui n'a pas pu être infectée par le grand égout collecteur. Je ne crois pas qu'une démonstration plus nette puisse être exigée, à moins que l'on ne pense que le choléra de 1892 est tombé du ciel.

Mon savant ami le professeur Pacchiotti, de Turin, a fait tout récemment une objection, en apparence fort grave, à l'explication que je donne de la résurrection des germes de de l'épidémie de 1884. Il dit que plusieurs villes anglaises, allemandes et italiennes font

autour d'elles des irrigations avec l'eau d'égout et n'ont pas le choléra. Mais je n'ai pas
prétendu que les irrigations créent le choléra
de toutes pièces ; je prétends qu'elles le conservent quand elles ont été faites avec des eaux
contenant des matières fécales de cholériques.
Je dis, par exemple, que, si Berlin est atteint
cette année par le choléra, dans huit ou dix
ans, il sera frappé par une nouvelle épidémie
cholérique, parce que les germes de 1892 seront conservés dans le sol des environs de la
capitale prussienne irrigué avec des eaux
d'égout renfermant des matières fécales. Il
en serait de même pour Édimbourg, etc.
Ces irrigations sèment le choléra, et la récolte met une dizaine d'années à se faire
attendre.

L'infection de la Seine suburbaine à partir
de Clichy n'est pas un fait nouveau. M. Hérard a raconté qu'en 1865, étant médecin de
l'hôpital Lariboisière, il reçut dans son service les premiers cholériques ; ils étaient, en

très peu de jours, au nombre de 18 ou 20, et tous habitaient Montmartre. Il songea immédiatement à incriminer l'eau qu'ils avaient bue, et il fit une enquête. Il parvint dans son excursion à Saint-Ouen jusqu'à l'endroit où était prise l'eau de Seine qui alimentait Montmartre; et il fut stupéfait de voir qu'elle était recueillie au milieu d'une sorte de mare noire, dégoûtante, fétide. Il ne fut pas douteux, pour M. Hérard, que des eaux de cette nature devaient avoir de l'influence sur le développement du choléra dans ce quartier de Paris.

En octobre 1884, je répétai l'excursion de M. Hérard, et je fus également stupéfait de voir, qu'en dix-neuf ans, aucune amélioration n'avait été apportée à cet état déplorable. Voici ce que je constatai, et ce qu'on peut encore constater.

Avant d'avoir longé, soit en bateau, soit à pied, la rive droite de la Seine, entre Clichy et Saint-Denis, on ne peut se faire une idée exacte de la saleté, de l'infection du fleuve. Ce spectacle est révoltant pour la vue et l'odorat. A Clichy, entre le pont du chemin de fer et le pont départemental, on trouve d'abord le grand égout collecteur, qui jette un véritable torrent de matières infectes ; à son embouchure, il ne faut pas une bien grande attention pour reconnaître, parmi ces odeurs, celle des matières fécales ; du reste il est reconnu qu'un quart des matières excrémentitielles de Paris passe à l'égout. (ÉMILE TRÉLAT, *Rapport sur l'évacuation et l'emploi des immondices de la Ville de Paris : Société de médecine publique*, 23 juillet 1884 ; *Revue d'hygiène*, août 1884.) Les matières solides du collecteur vont s'amasser sur la rive droite de la Seine et forment une presqu'île qui obstrue la moitié de son lit. Un peu plus en aval est l'égout des machines destinées à envoyer une faible partie des eaux d'égout à Gennevilliers ; celui-ci contient aussi un liquide infect ; un peu plus loin sont encore

deux autres bouches de branchements d'égout.
A ce niveau, le petit bras de la Seine ressemble
véritablement à une fosse d'aisances. Sur la
surface de l'eau noire flotte une mousse blan-
châtre, sans cesse remuée par d'énormes
bulles de gaz qui ramènent du fond de grosses
masses de vases agglomérées. Le long des bateaux amarrés sur le quai, il y a tous les cinq
ou six mètres des dégagements de gaz qui
s'effectuent sans discontinuité par bulles
grosses comme des oranges. Si l'on descend
la Seine, on voit à chaque instant, sur le bord,
des amas de vases ou de matières grasses
parsemées de vieux bouchons ou de chiens
morts.

Si nous continuons notre route, nous trou-
vons le canal dit d'assainissement, qui jette
dans la Seine une grande quantité de matières fécales. Là encore l'odorat ne peut pas
commettre d'erreur. Tout le long de la commune de Saint-Ouen, la surface de la Seine
est tamisée par une véritable pluie de bulles

de gaz. Plus bas, à Saint-Denis et à Épinay, la Seine est encore plus infecte. Elle a déjà reçu cinq égouts depuis Clichy, et, à quelques mètres en aval, elle reçoit deux égouts d'usine, dont l'une envoie des résidus de colle qui couvrent la rive d'une mousse puante. L'eau a en outre une odeur de nitro-benzine, provenant des résidus d'une fabrique de produits chimiques. Juste en face de la prise d'eau est une énorme masse de vase. A côté même de cette prise est un amas de vieux bouchons graisseux charriés par le fleuve. Et c'est cette eau qu'une partie de la banlieue du nord-ouest boit encore en 1892. Vraiment une pareille imprévoyance est inouïe, et si je n'avais pas constaté ces faits, je ne pourrais pas les croire.

Révolté à la vue de pareilles horreurs, j'ai refait cette excursion nauséabonde en prélevant des échantillons d'eau au niveau des prises d'eau et dans les bornes-fontaines publiques des communes alimentées par ce liquide infect. Voici les résultats sommaires de ces analyses faites au Laboratoire municipal, résultats malheureusement trop facilement prévus. (Les matières organiques ont été dosées par le permanganate

ORIGINE DES ÉCHANTILLONS.	EXTRAIT SEC.	DEGRÉS hydrotimétriques.	MATIÈRES organiques.	OXYGÈNE.
Seine à 5o mètres en amont du collecteur . . .	0,3o	24	0,025	
— en aval — . . .	0,45	24	0,o38	
Seine, sur la rive gauche à Asnières à 100 mètres en aval.	0,24	21	0,0253	0,00492
Seine, à la prise d'eau de la banlieue	0,24	22	0,o384	0,004576
Bornes-fontaines : Aubervilliers	0,23	22	0,024	
Saint-Ouen.	0,23	22	0,023	
Clichy, route de la Révolte	0,24	22	0,024	
— Rue du Bac, d'Asnières.	0,24	22	0,020	0,005016
Levallois-Perret.	0,26	22	0,016	

de potasse et exprimées en acide oxalique. L'oxygène a été dosé par le protoxyde de fer.)

Ces résultats unanimement concordants pour toutes les analyses montrent que l'eau distribuée dans les communes suburbaines, situées en aval de Paris, contient des quantités considérables de matières organiques, la moyenne dépassant 20 milligrammes par litre. C'est une quantité vraiment énorme pour une eau destinée à la boisson, car les eaux pures en contiennent environ 1 milligramme, les eaux utilisables 3 milligrammes. Ce qui doit le plus nous donner à réfléchir, c'est ce fait : l'eau de Seine à Saint-Denis a été analysée il y a une trentaine d'années par Ossian Henry; il a trouvé seulement 4 milligrammes. Ainsi, en trente ans, la Seine a quintuplé sa souillure. D'où vient cette augmentation d'infection ? Certainement, pour la plus grande partie, des matières fécales que l'on jette à l'égout. D'abord, on avoue que le quart de Paris envoie tout à l'égout, puis l'odorat est là pour confirmer ce fait. Du reste, les matières fécales contiennent une quantité considérable de matières organiques solubles dans l'eau surtout après oxydation, et l'oxygène de l'eau de Seine est fortement diminué ($0^{gr},004$ ou $0^{gr},005$ au lieu de $0^{gr},008$).

Pour savoir approximativement quelle quantité de matières fécales en solution une telle eau peut contenir, j'ai fait l'expérience suivante : 1 centimètre cube d'une selle formée par le mélange de la matière fécale et de l'urine d'une garde-robe a été mélangé avec 1 litre d'eau du laboratoire. Cette eau, avant le mélange, contenait 1 milligramme de matières organiques et 8 milligrammes d'oxygène. Après le mélange, il y avait 31 milligrammes de matières organiques et 5 milligrammes d'oxygène. Par conséquent, les matières organiques dosables avaient augmenté de 30 milligrammes, et l'oxygène avait dimi-

nué de 3 milligrammes. Or, si l'on veut bien
se rappeler que l'eau, avant le tout à l'égout
au temps d'Ossian Henry, contenait seulement 4 milligrammes de matières organiques,
on voit que l'eau actuelle en contient 16 milligrammes de plus. Si l'on en prend 7,5, c'est-
à-dire moins de la moitié, pour exprimer les
provenances organiques des matières fécales,
on verra qu'un individu buvant 2 litres d'eau
par jour absorbe 1/8 de centimètre cube de
matières fécales par jour et 1 centimètre cube
en huit jours. Et certainement nous sommes
au-dessous du véritable titre de cette dissolution de matières fécales que le département
de la Seine fait boire à ses administrés. De-
vrait-il être permis, à la fin du XIXe siècle,
de déverser des matières fécales dans l'eau
que l'on donne à boire, et de nous faire
réabsorber nos excréments sous forme
de boisson ? Et même je demanderai s'il
est permis d'arroser les rues avec une eau
pouvant contenir des germes morbides

qui se mêleront aux poussières respirables.

Cet état lamentable n'a pas changé en 1892 ; la Seine entre Clichy et Bougival est toujours remplie d'une dissolution repoussante de matières fécales ; comme en 1884, les canotiers téméraires qui se risquent en bateau dans ce dépotoir, voient leurs barques soulevées à chaque instant par d'énormes bulles de gaz. Les analyses faites par le Laboratoire municipal montrent qu'à la prise d'eau de Saint-Denis qui alimente une partie de la banlieue parisienne, on constate de 22 à 63 milligrammes de matières organiques. Comme en 1884, on n'avait constaté que 24 milligrammes de matières organiques, il est certain que l'infection de la Seine ne fait qu'augmenter.

On ne distribue plus à Paris de l'eau prise à Saint-Ouen, comme on le faisait en 1884. Mais on lui envoie souvent de l'eau de Seine prise à Ivry. On prétend que cette eau est parfaite ; c'est une grande erreur. Il en est de même pour l'eau de la Marne. La Marne reçoit vingt égouts, et la Seine trente-six depuis Corbeil jusqu'à Paris, voici du reste des analyses d'eau de Seine et d'eau de Marne, faites au Laboratoire municipal.

ORIGINE DES ÉCHANTILLONS.	DEGRÉS hydroti- métriques.	MATIÈRES organiques	OXYGÈNE.
Eau de Seine : Melun.	16	0,012	0,010
Choisy-le-Roy. — A la prise d'eau	17	0,016	0,010
Port d'Ivry. — A la prise d'eau	16	0,017	0,010

Eau de Marne :
    Nogent-sur-Marne.—
    Au niveau de la prise
    d'eau, à la pointe de
    l'île de Béauté. . . . .
	22	0,036	0,009

Joinville-le-Pont. — Au niveau de la prise d'eau.	29	6,017	0,010

Les chiffres des matières organiques contenues dans l'eau de Seine et l'eau de Marne sont considérables. Ces analyses datent de 1884.

Celles qui ont été faites récemment montrent que l'infection de la Seine a considérablement augmenté depuis 1884, car on trouve de 18 à 27 milligrammes de matières organiques par litre d'eau prise à Ivry. En ce moment, la Compagnie des eaux veut amener, dans la banlieue de Paris, de l'eau puisée dans la Marne à Neuilly-sur-Marne. Cette eau ne sera pas potable. On continuera à boire une solution de matières fécales; elle sera un peu plus diluée et c'est tout. Il faut à tout prix ne livrer que l'eau de source à la consommation.

Il faut avoir cette eau de source en assez grande quantité pour pouvoir n'être jamais obligé d'envoyer, pendant l'été, de l'eau de Seine ou de Marne dans les tuyaux réservés à l'eau de boisson. Sinon, on infecte la canalisation comme le montrent les analyses suivantes.

Voici l'analyse des eaux de la Vanne à Montsouris :

ORIGINE DES ÉCHANTILLONS.	DEGRÉS hydrotimétriques.	MATIÈRES organiques.	OXYGÈNE.
Eau dans le tuyau d'arrivée.	16	0,0026	0,011
Eau dans le réservoir supérieur.	16	0,0026	0,011
Eau dans le réservoir inférieur.	16	0,0025	0,012
Borne-fontaine près des réservoirs	15,5	0,0028	0,012

Ces analyses, exécutées au Laboratoire municipal, nous indiquent une eau très potable et de composition fixe à son arrivée à Paris.

En est-il de même de cette eau de source distribuée dans le cœur de Paris ? L'analyse va nous montrer ici des différences très notables :

ORIGINE DES ÉCHANTILLONS.	DEGRÉS hydrotimétriques.	MATIÈRES organiques.	OXYGÈNE.
Borne-fontaine à bouton, vis-à-vis du n° 233, faubourg Saint-Antoine	17	0,0012	0,012
Borne-fontaine à bouton, en face de l'hôpital Saint-Antoine. .	17	0,0012	0,012
Borne-fontaine à robinet, en face du n° 147, faubourg Saint-Antoine	18	0,0024	0,012
Borne-fontaine à robinet, en face du n° 159, faubourg Saint-Antoine	18	0,0048	0,012

Ces analyses démontrent que le degré hydrotimétrique et l'oxygène sont constants, par conséquent que nous avons bien affaire à la même eau ; mais la quantité des matières organiques est très variable ; elle passe de 0,0012 à 0,0048 dans la même rue et le même jour ; par conséquent, les tuyaux sont infectés, et naturellement l'eau devient mauvaise, puisqu'elle peut atteindre plus de 4 milligrammes et demi par litre, ce qui est déjà une quantité considérable.

A Montmartre, on constatait les mêmes variations en octobre 1884.

ORIGINE DES ÉCHANTILLONS.	DEGRÉS hydrotimétriques.	MATIÈRES organiques.	OXYGÈNE.
Borne-fontaine, en face du n° 66, avenue de Saint-Ouen	21	0,0021	0,012
Borne-fontaine, en face du n° 31, avenue de Clichy	18	0,0022	0,013
Borne-fontaine, en face du n° 40, avenue de Saint-Ouen. . . .	18	0,0032	0,012
Borne-fontaine, en face du n° 125, avenue de Clichy	18	0,0042	0,012
Borne-fontaine, en face du n° 92, avenue de Clichy	19	0,0047	0,010

Ainsi donc les tuyaux ne sont pas suffisamment entretenus, et très certainement, dans certaines parties de la canalisation, il reste des matières organiques et des germes provenant de l'eau de rivière que l'on envoie dans les moments de pénurie. On peut voir par là que même les eaux de source distribuées à Paris peuvent ne pas être exemptes de danger pour la santé publique.

Dans la banlieue comme à Paris, les différents réseaux d'eau communiquent entre eux, de sorte qu'un jour on boit de l'eau de Seine prise à Ivry, et un autre jour on boit de l'eau prise à Saint-Denis, on ne sait jamais quelle eau on boit.

C'est ici le lieu de répéter avec le professeur A. Gautier . « On ne peut que déplorer l'ignorance ou l'imprévoyance de ceux qui, plus spécialement chargés de cette branche de l'administration, fondent le choix des eaux à distribuer sur des considérations d'un tout autre ordre que celles de la santé publique. »

Le regretté Henri Bouley disait avec juste raison à l'Académie de médecine : « Il importe de protester de toutes ses forces contre l'infection de plus en plus grande de la Seine ; c'est là une véritable honte pour la ville de Paris. Les sauvages sont assurément plus propres, ils disséminent leurs excréments au loin, de côté et d'autre ; mais ils se gardent bien de les jeter dans un fleuve dont ils doivent boire les eaux ou les utiliser de toutes manières. »

La Ville de Paris, cela est incontestable, viole manifestement la loi de 1791, qui fait défense absolue aux villes de salir les cours d'eau qui les traversent.

Il importe de ne pas boire d'eau de Seine, non seulement à Paris et dans la banlieue, mais encore sur tout le cours du fleuve. En effet, l'eau est extrêmement souillée à Bougival, en amont de la machine de Marly, où elle contient de 21 à 52 milligrammes de matières organiques, à Meulan où elle en renferme de 25 à 47 milligrammes ; cette infection se maintient à Mantes, à Vernon, à Pont-de-l'Arche, à Elbeuf, à Rouen.

Jusqu'ici ce malheureux fleuve a été le déversoir de toutes les ordures industrielles, végétales, animales, humaines, de plusieurs départements. Les villes ont cru qu'il était convenable pour la santé publique de se débarrasser de leurs détritus, en les confiant à des égouts qui les emporteraient au loin. Cette pensée est très juste. Mais en les confiant à un fleuve, elles n'ont pas vu qu'elles allaient les boire et se laver avec eux.

Les villes ont voulu parer à ce danger en répandant les eaux d'égout sur des champs aux environs des villes. On croyait épurer ainsi ces eaux résiduaires, et pouvoir les rendre au fleuve sans aucun danger. C'est ainsi que l'on a envoyé une partie des eaux des égouts de Paris, chargées de matières fécales sur la plaine de Gennevilliers. Ces irrigations ne font qu'augmenter l'insalubrité de la banlieue, parce que les eaux d'égout de Paris contiennent une grande quantité de matières fécales, et de germes pathogènes. On a prétendu que ces germes se détruisent dans la terre, c’est une erreur.

La terre n’est pas « le grand cimetière des microbes pathogènes ». Ces êtres microscopiques sont très résistants. On connaît la résistance vraiment inouïe des microbes du charbon, de la tuberculose, de la fièvre typhoïde, du choléra. On sait aussi que la terre cultivée est le foyer d’entretien et de propagation des germes du tétanos et de la diphtérie; et on pourrait voir sans crainte constituer un amas de ces germes aux portes de Paris! « Les hygiénistes, a dit M. Cornil, doivent faire des réserves en ce qui concerne les légumes et certains fruits qu’on mange crus, comme les salades et les fraises, ces aliments pouvant porter dans le tube digestif, non seulement des micro-organismes, mais aussi des œufs de parasites animaux? » Ces craintes sont partagées par le professeur Koch, de Berlin (*le Temps*, juillet 1888) « qui recommande de ne pas manger crus : les légumes et les fruits, qui auraient été en contact avec des eaux d'égout. »

En outre : les germes des maladies peuvent être ramenés à la surface de la terre par des labours, par des vers de terre, ou par capillarité quand, au moment où on cesse les irrigations, la terre superficielle se dessèche et les eaux profondes remontent avec les microbes qu'elles rencontrent. Enfin, ces microbes vivant profondément, conservent leur virulence, et sont entraînés dans les eaux souterraines d'alimentation quand on fait varier la vitesse d'écoulement des eaux d'irrigation. Ces dernières constatations ont été faites à Berlin sur le sable qui sert de filtre aux eaux de la Sprée, et qui représente assez bien la constitution du sol de la forêt de Saint-Germain, où l'on veut envoyer les eaux d'égout de Paris; elles sont l'œuvre de M. Piefke, ingénieur de l'exploitation des usines hydrauliques de Berlin, et MM. Plagge et Proskaner, qui ont fait leurs analyses microbiques à l'Institut d'hygiène sous le contrôle du professeur Koch.

Si on envoie sur la presqu'île de Gennevilliers et plus tard sur 800 hectares de la forêt de Saint-Germain les eaux d'égouts de Paris, on infectera tous les environs de Paris. En effet, la municipalité veut répandre par an, 40 000 mètres cubes de cette eau sur chaque hectare. Le sol de Gennevilliers et d'Achères sera incapable d'épurer une pareille masse, et la Seine continuera à être infectée. Avec une irrigation de 12 000 mètres seulement la Panke et le lac de Teltow, aux environs de Berlin, sont souillés; quelle sera alors la souillure de la Seine avec des irrigations de 40 000 mètres cubes! M. de Freycinet a établi que les irrigations ne devaient pas dépasser 20 000 mètres cubes par an, et que, avec 40 000 mètres cubes, l'infection du sol était inévitable.

La rapide imperméabilité du sable vient d'être démontrée par MM. Plagge et Proskaner par l'examen des bassins de filtration des eaux de Berlin (*Zeitschrift fur Hygiene,* 1887). Ces filtres, qui ont chacun une superficie de 2 000 à 4 000 mètres carrés, sont formés d'une couche de cailloux, de gravier et de sable grossier, de 60 centimètres de hauteur, puis de 60 centimètres de sable fin. Or, il a été démontré qu'il faut changer souvent le sable fin rendu brun noirâtre et absolument impropre à la filtration. En outre, même dans ces conditions, les eaux filtrées contiennent encore des microbes.

En temps ordinaire, malgré ces irrigations, on sera obligé de rejeter directement dans la Seine, 75 millions de mètres cubes d'eau d'égout; mais cette quantité sera encore augmentée au moment des pluies et des crues. Une partie des terrains irrigués est submersible, et, pendant les crues, la Seine communiquera à plein canal avec les eaux d'égout. En outre, en temps de pluie, de neige ou de gelée, il sera impossible d'envoyer les eaux d'égout sur les champs d'épuration. Tout sera rejeté à la Seine, comme l'avouait lui-même M. l'ingénieur Durand-Claye. Or, ces jours d'infection sont assez nombreux. En 1883, l'usine de Clichy n'a envoyé les eaux d'égout à Gennevilliers que pendant deux jours en février, quinze jours en mars, onze jours en décembre et pas un seul jour en janvier. Il est bien certain que, lorsque les machines ne travaillent pas, toute l'eau de l'égout collecteur va à la Seine, et, avec le projet du gouvernement, cette funeste conséquence ne sera pas modifiée. Ainsi nous voyons que *l'infection de la Seine continuera à être causée en temps normal par l'insuffisance des surfaces irrigables; en temps de pluie, par l'absence d'un régulateur.*

On a dit que les microbes pathogènes seront tués parce qu'ils seront noyés dans les égouts par la grande quantité d'eau. C'est une erreur grossière : les microbes ne se noient pas facilement; et on aura beau diluer et diluer encore, on ne les tuera pas. Le microbe du charbon et celui du choléra vivent dans l'eau pure, et, d'après Flügge, le bacille de la fièvre typhoïde ne demande, pour vivre pendant quatre-vingt-dix jours, qu'une eau contenant 67 milligrammes de matières organiques par litre. L'impuissance de l'extrême dilution est bien démontrée par une expérience faite, en 1885, au laboratoire municipal par M. Ch. Girard.

1° On analyse l'eau de la Ville avant son passage dans la cuvette des cabinets. Elle contient par litre :

Matières organiques. . $0^{gr},007$
Microbes. . . . . . . 1 800 colonies.

2° On analyse cette même eau chargée de matières de vidanges après son passage sur la cuvette des cabinets et lorsqu'elle est arrivée au siphon qui sépare l'égout du tuyau de chute, elle contient alors :

Matières organiques. . $0^{gr},032$
Microbes. . . . . . . 981 000 colonies.

3° Puis, on interdit l'entrée des cabinets et on se contente de laver la cuvette, le tuyau de chute et le siphon, pendant seize heures, avec 3 168 litres d'eau de la Ville. On pourrait croire qu'alors l'eau contenue dans le siphon sera aussi pure qu'avant son arrivée dans les cabinets. Il n'en est rien ; elle renferme :

Matières organiques . $0^{gr},025$
Microbes. . . . .   524 000 colonies.

Et, après avoir lavé pendant quarante heures, avec 7 920 lit. d'eau, on trouve encore :

Matières organiques. . $0^{gr},019$
Microbes. . . . .   88 000 colonies.

Ainsi l'eau ne peut être regardée que comme un agent mécanique d'entraînement des matières liquides ou solides ; mais elle ne diminue en rien par sa quantité la vitalité des microbes. Aussi les matières de vidanges même noyées, contiennent toujours les germes des maladies ; le sol les recueille et les rend aux humains ou aux animaux sous forme d'aliments ou de poussières respirables. Nous savons du reste que le microbe du choléra vit parfaitement dans de grandes masses d'eau.

On a prétendu qu'il était impossible de ne pas utiliser pour l'agriculture une si grande quantité d'engrais, et que les irrigations de Gennevilliers et de la forêt de Saint-Germain avaient pour but l'utilisation agricole. C'est une singulière manière de faire servir les eaux d'égout à l'utilisation agricole, que de répandre 40 000 mètres cubes par hectare. En effet, les expériences exécutées en Angleterre et en Allemagne ont démontré qu'il ne faut pas songer à utiliser plus de 10 000 à 12 000 mètres cubes par hectare et par an. Et même les récentes constatations faites aux environs de Berlin montrent qu'avec des irrigations aussi intensives, on perd une quantité considérable d'engrais. D'après le rapport publié en août et septembre 1887 sur les irrigations de Berlin, par MM. Salkowski,

Petri et Alexandre Muller, quoiqu'on ne ré-
pande pas plus de 12 000 mètres cubes par
hectare, les drains qui envoient leurs eaux
dans le lac de Teltow y répandent seize fois
plus d'engrais qu'un agriculteur soigneux
n'en donne à une surface égale de ses champs
de culture. En outre, les bords du lac sont
infectés par une végétation d'algues, de
joncs, etc.; le poisson meurt, et la récolte de
la glace y est rendue impossible. Un établissement de bains établi sur un petit cours
d'eau voisin, la Panke, a été obligé de s'en-
fuir devant l'infection croissante des eaux, et
les procès pleuvent sur la municipalité de
Berlin. Les recherches de cette commission
ont démontré que, même avec une irrigation
de 12 000 mètres cubes par an, une quantité
considérable d'engrais est perdue et que les
eaux des drains contiennent encore une forte
proportion d'acide nitrique, de potasse, de
chaux, d'acide phosphorique et de chlorure
de sodium. La perte sera encore plus grande

quand on répandra 40 000 mètres cubes et
c'est une plaisanterie de venir nous parler
d'utilisation agricole. On peut même dire,
sans aucune crainte d'être démenti, qu'avec
une irrigation aussi intense, toute culture sérieuse serait radicalement détruite. En effet,
les cultures maraîchères et les prairies natu-
relles peuvent seules supporter des irrigations suivies. Les céréales ne peuvent supporter qu'une seule irrigation par an, avant
le labour; quant aux fourrages, ils ne peuvent
être irrigués qu'un ou deux jours après
chaque récolte, soit huit à douze jours par
an. On versera donc sur une petite étendue
de terrain (600 hectares à Gennevilliers, 800
à Achères), une quantité d'engrais suffisante
pour féconder 25 000 à 30 000 hectares. En
effet, deux savants anglais, MM. Hope et
Frankland, ont démontré que, pour arriver
à une utilisation agricole sérieuse, il fallait
répandre sur un hectare les eaux d'égout provenant de 100 habitants. Or, pour les 3 mil-

lions d'habitants qui peuplent Paris et ses annexes, il faudra 30 000 hectares, et le gouvernement ne nous en offre que 1 400. Il y a donc une différence de 28 600 hectares entre les évaluations des chimistes et des agronomes sérieux, d'une part, et celles des ingénieurs de Paris, de l'autre.

Pour remédier à l'état actuel, il faut supprimer le *tout à l'égout*, et réaliser l'idée ainsi formulée par M. Schlœsing, le 16 mars 1888, devant le Conseil d'hygiène de la Seine :

« Si l'on adoptait, disait ce savant chimiste, une canalisation spéciale fermée pour les matières fécales, il n'y aurait plus qu'à conduire 10 000 mètres cubes de matières dans une usine, et les soumettre à une température de 120° qui est mortelle pour les germes. » (Séance du 16 mars 1888.) Et comme on semblait trouver impraticable la transformation physique et chimique d'une telle masse, M. Schlœsing répondait : « La quantité de matières à traiter par cette usine ne serita pas considérable; car des usines traitent jusqu'à 120 tonnes de soude par jour, et elles ont à manier des eaux mères en quantité bien plus considérable. » Quant aux odeurs répandues par ces usines, l'industrie chimique actuelle peut les supprimer entièrement par des procédés fort peu coûteux et qui sont déjà employés dans quelques usines des environs de Paris et, entre autres, à Bondy.

Quand le *tout à l'égout* sera supprimé, il faudra que les eaux résiduaires de Paris, exemptes de matières fécales, arrivent dans un canal distribuant son contenu sur son parcours selon les besoins agricoles, et se rendent à la mer qui recevra le liquide non employé. De cette façon toute l'eau d'égout sera épurée et servira entièrement à l'agriculture; en outre, elle n'infectera pas la Seine en temps de pluie, puisque la mer recevra son excès. Voilà un système complet, utilisant tous les déchets, et muni d'un régulateur. Ce projet a été recommandé fort sagement par M. Chamberland. « Ce que je voudrais, a-t-il dit, ce serait un canal partant de Paris, se dirigeant vers la mer, et, tout le long de ce canal, je voudrais que des prises fussent ménagées de façon à pouvoir distribuer les eaux d'égout à tous les propriétaires qui en feraient la demande. Avec ce système, si, par malheur, les craintes actuellement bien explicables des savants et des hygiénistes venaient à se réaliser, si l'on constatait qu'en continuant à répandre les eaux d'égout sur le sol on provoque ou on propage des épidémies, il nous resterait une solution bien simple; ce serait de fermer les ouvertures que nous avions ménagées le long du canal et d'envoyer à la mer toutes les eaux d'égout de Paris, en les conduisant suffisamment loin pour qu'elles ne puissent pas faire retour sur la plage. » Cette dernière crainte de M. Chamberland sera vaine si l'on renonce au *tout à l'égout* et si l'on n'arrose les rives du canal qu'avec des eaux con-

tenant les matières de vidanges désinfectées.
Du reste, s'il n'y avait pas en jeu un intérêt
agricole, nous dirions avec Frankland : « Le
procédé le moins coûteux est celui qui consiste à déverser, en tout temps, les eaux
d'égout dans la mer. » Mais en considération
desnécessités agricoles, nous pensons que l'on
peut sans aucun inconvénient vendre de l'eau
d'égout le long du canal, comme on vendrait
de l'eau potable, du gaz ou de l'électricité.

On a objecté contre l'établissement de ce
canal que la mer renverrait les détritus contre les côtes, et on parle de Londres. Cette
objection est puérile : on ne peut comparer
le canal de la Tamise à la pleine mer, et nous
n'avons nullement l'intention de faire aboutir
le canal à l'embouchure de la Seine ou de la
Somme. Il faut établir l'orifice en pleine
mer, dans un courant constant, entraînant
dans les hautes eaux ce fleuve nauséabond.
De nombreuses villes françaises et anglaises,
situées sur le littoral, n'opèrent pas autre-

ment, et les baigneurs des stations maritimes voisines n'ont élevé aucune plainte.

Nous savons donc quels sont les remèdes à apporter à la déplorable situation hygiénique actuelle pour éviter le retour et la propagation du choléra à Paris et dans ses environs : il faut hâter les travaux qui doivent amener l'eau de l'Avre et de la Vigne à Paris, de façon à avoir de l'eau de source, non seulement pour boire, mais aussi pour arroser les rues et nettoyer les cours, car les poussières infectées sont aussi très dangereuses. Il faut cesser de jeter les matières fécales dans les égouts et les envoyer dans des usines par une canalisation spéciale. Il faut cesser de déverser les eaux d'égout dans la Seine et les entraîner, par un canal étanche, en mer et loin du rivage.

Nous nous sommes étendu longuement sur les causes d'insalubrité de Paris, nous pourrions nous étendre encore plus sur la malpropreté de Marseille et de Toulon, qui ont été, en 1884, de dangereux foyers cholériques. Nous nous contenterons de dire qu'encore maintenant fleurit dans ces villes l'institution du *tout au ruisseau*. Dans les petites rues du vieux Marseille, on voit les déjections trônant au milieu de la chaussée, mêlées à des détritus de toutes sortes, encombrant les ruisseaux et charriées jusqu'au vieux port dans des égouts souvent à ciel ouvert. Dans une maison habitée par 700 personnes, on jette les immondices dans la cage de l'escalier. Une école ne reçoit l'air et la lumière que par une cour étroite où les maisons voisines jettent toutes leurs ordures. Dans plusieurs quartiers de Marseille, les vidanges sont envoyées sur des amas de cailloux, appelés éponges, — quelle ironie pour cet instrument de propreté — et qui sont de véritables foyers de pestilence. M. le docteur Albenois, directeur de la statistique municipale de Marseille, nous écrivait en 1884 que, dans la rue de la Prison, à quelques pas de la mairie, on peut voir, par les fenêtres de l'école communale du quartier, une impasse ayant 80 mètres environ de longueur, au fond de laquelle coule un torrent d'eau infecte. Les habitants des maisons riveraines, aux murs gluant d'ordures, entretiennent encore la puanteur en y jetant tous les *excreta* humains.

Marseille va s'assainir et créer un grand système d'égouts qui se jettera à la mer. Quant à Toulon, il étudie encore les moyens de s'assainir.

Ce ne sont pas seulement les grands ports qui sont des foyers de pestilence; les campagnes, ou tout au moins les villages habités exclusivement par des paysans, jouissent souvent de l'état hygiénique le plus déplorable. Aussi, en 1884, vit-on le choléra faire dans le midi de la France beaucoup plus de victimes dans les villages malpropres que dans les villes non maritimes. Les causes de ce fait sont simples. Les grandes villes non maritimes ont beaucoup amélioré leur situation sanitaire depuis quelques années, tandis que les villages continuent à croupir dans leur saleté. On parle toujours de l'air pur des champs; c'est très vrai en pleine campagne. Mais dans les villages, dans la plupart des fermes règne l'insalubrité la plus complète. Les fumiers sont entassés dans de petites cours, et les habitants ne se gênent pas pour déposer leurs propres déjections sur les détritus animaux. Cet amas d'immondices baigne souvent dans la mare dont l'eau infecte se répand dans le sous-sol de la maison. Souvent aussi la citerne ou le puits sont souillés par les infiltrations de liquides infectants. Aussi de temps en temps voit-on la fièvre typhoïde décimer des fermes et des villages entiers. Pour ma part, je n'ai vu en France qu'un seul cas de typhus exanthématique, maladie très infectieuse; et ce n'est pas dans l'hôpital d'une grande ville, c'est dans une ferme du Vexin. Il ne faut donc plus venir nous rebattre les oreilles avec des chants poétiques sur la salubrité des campagnes. Au point de vue de l'hygiène, je préfère mille fois une grande ville possédant un bon système d'égouts et distribuant une bonne eau à ses habitants, à ces infects villages dont les rues et les cours sont de vastes fumiers.

L'heureuse influence de la salubrité générale s'est manifestée d'une façon bien nette en 1884 pour les stations hivernales méditerranéennes de France et d'Italie. Pendant que le choléra sévissait à Toulon et dans les villages voisins, la ville d'Hyères restait indemne. Cannes et Nice n'étaient aucunement atteintes. Il en était de même pour Bordighera et San Remo, tandis que le fléau sévissait dans le haut Piémont. A Menton, aucun cas ne s'est développé et cependant à quelques mètres de cette station était ce néfaste lazaret de Latte, encombré, mal tenu, qui a été le foyer de la dissémination du choléra en Italie.

CHAPITRE VI

Les quarantaines de terre et de mer ne peuvent pas
garantir contre le choléra.

Pendant de longues années, les peuples
cherchèrent à se garantir contre les maladies
contagieuses et en particulier contre le choléra par des quarantaines.

Les quarantaines de terre, ou cordons sanitaires, sont aujourd'hui complètement aban-
données. Autrefois on disait : « Le choléra
n'est transporté de son foyer que par
l'homme ; garantissons-nous par un cordon
de troupes et nous empêcherons le choléra

de passer. » Mais comme il est impossible
d'empêcher des assiégés de ne pas violer une
ligne d'investissement, lorsque cette ligne
est étendue, il est aussi impossible de garantir
une frontière contre le choléra par un cordon de troupes. Du reste, les troupes ainsi
employées sont toujours contaminées. En
1883, les cordons sanitaires égyptiens ont
été atteints par le choléra; on a été obligé de
les licencier et chaque soldat est devenu un
foyer de propagation cholérique. En 1884,
quelques médecins et administrateurs voulurent garantir Paris par des cordons sanitaires contre le choléra de Toulon et de
Marseille, c'eût été absurde. Le choléra passe
à travers la plus petite ouverture et, avec
nos habitudes de liberté, il est absolument
impossible de bloquer hermétiquement une
ville comme Paris. Même pendant le blocus
allemand fait, celui-là, sans aucun ménage-
ment, il a souvent été possible de passer au
travers du filet qui nous enserrait. Et puis, si

Paris avait demandé à être bloqué, toutes les villes comprises entre Marseille et Paris l'auraient aussi demandé. Où aurait-on trouvé assez de soldats pour accomplir une œuvre aussi fantastique? Et même si on était parvenu à la réaliser, il y aurait eu de temps en temps une fusée cholérique qui eût passé d'une ville à l'autre et l'épidémie ne se serait pas éteinte. Or, comme maintenant le choléra a une marche relativement lente, pendant un an ou deux la vie sociale aurait été supprimée en France, et même en Europe, car nos voisins auraient bloqué aussi nos frontières. Et puis la famine serait arrivée, les grandes villes ne pouvant plus se ravitailler, et le choléra, que l'on aurait voulu tenir en respect, aurait éclaté au contraire avec une intensité foudroyante sur des populations affaiblies et mal nourries.

En 1884, M. le professeur Baccelli, de Rome, avait fait établir une quarantaine de trois jours sous la tente à la frontière franco-

italienne. Ce lazaret de Latte n'a pas empê-
ché le choléra de pénétrer en Italie et les
cordons sanitaires, ayant été contaminés,
contribuèrent à la dissémination du fléau.

Les villes françaises de Menton et de Nice
voulurent aussi établir des quarantaines terrestres en 1884; elles se contentèrent d'être
grotesques et facétieuses. Comme les quarantenaires étaient hébergés aux frais des deux
villes, il existait une clientèle spéciale de gens
qui se faisaient nourrir gratuitement pendant
cinq jours. Les vrais voyageurs se refusaient
presque tous à cette quarantaine absolument
arbitraire, ou l'esquivaient en donnant quelque argent aux surveillants. Du reste, comme
cette mesure était purement municipale et
ne s'adressait qu'aux personnes ayant un billet pour Nice, on prenait un billet pour Mo-
naco, on vous laissait passer à la station du
Var et on descendait tranquillement à Nice.

Les quarantaines de terre furent encore
réclamées par la France, à la Conférence in-

ternationale de Vienne en 1873, mais notre pays refusa de les admettre en 1885, à la Conférence internationale de Rome. Dans cette dernière réunion sanitaire, l'Italie et l'Espagne ont aussi voté la suppression des quarantaines terrestres; mais les délégués de ces deux nations ont déclaré qu'ils exprimaient simplement une conviction scientifique, « car, ont-ils dit, si leurs gouvernements supprimaient aux frontières les cordons sanitaires, les indigènes iraient recevoir à coups de fusil les voyageurs étrangers ». Nous espérons que, depuis 1885, les mœurs de nos deux voisins se sont adoucis.

Les quarantaines maritimes ne sont pas plus utiles que les quarantaines de terre, et souvent elles peuvent être aussi nuisibles.

Les quarantaines d'observation sont absurdes. Quand un navire arrive d'un port infecté, on pense qu'il pourrait bien contenir un malade en incubation; il faut alors voir si, pendant quelques jours, il ne surviendra pas un cas de choléra. Mais qui vous dit que le lendemain du jour où vous renverrez les passagers en observation, deux ou trois d'entre eux ne tomberont pas malades? La durée de l'incubation des maladies contagieuses est extrêmement variable.

La surveillance des lazarets devrait être rigoureuse; tout contact avec la population voisine devrait être interdit. Malheureusement tout cela est aussi impossible à obtenir que d'empêcher toute évasion de prisonniers; en outre, les besoins de la vie exigent entre la ville et le lazaret des rapports que rien ne peut empêcher. Aussi, dans plusieurs ports, comme à Toulon et aux Dardanelles, les lazarets ont été des foyers d'infection.

Pendant les dernières épidémies on s'est livré aux exagérations quarantenaires les plus insensées. Ainsi en 1873, à Malte, on soumettait à une quarantaine de cinq jours les navires de Marseille et d'autres ports français de la Méditerranée dans lesquels aucun cas de choléra n'avait été signalé; il n'y avait donc même pas lieu de leur faire subir une observation de vingt-quatre heures. En outre, on avait établi une quarantaine de vingt et un jour pour les bâtiments qui venaient de Hambourg, des ports du Danube, de la mer Noire, de Venise, de Trieste et de Gênes.

En 1884, l'Espagne était infectée du nord au midi, de l'est à l'ouest par le choléra; il était donc absolument puéril pour ce pays de chercher à s'isoler des pays voisins qui étaient infectés. Empêcher les navires de Marseille d'aborder en Espagne, c'était comme si l'on empêchait un fumeur de jeter son allumette au milieu d'un incendie. Et cependant nos voisins imposaient aux provenances marseillaises une quarantaine de dix jours qu'elles devaient purger à Mahon.

A Gibraltar, c'était bien autre chose encore. Le 4 août, un journal de la localité annonce que le choléra sévit à Marseille. Aussitôt le Conseil sanitaire s'assemble et décide que

tout bâtiment venant des ports méditerra-
néens de France, avec patente nette, sera soumis à une quarantaine de quatorze jours;
que tout navire de même provenance, avec
patente brute, sera repoussé. Comme cette
décision ne fixait pas la date de départ à
compter de laquelle les ports français étaient
suspects, il n'y avait pas de raison pour
qu'un navire à voiles venant de Marseille, de
Cette ou d'Algérie, en route depuis quinze
jours ou un mois, ne fût pas frappé de la quarantaine de quatorze jours. Notez que du côté
de la terre, du côté de l'Espagne, qui était
autrement contaminée que la France, les autorités anglaises de Gibraltar n'avaient pas
pris la moindre précaution. La circulation
était absolument libre. Il est bien évident
que, dans ce cas, la crainte du choléra était
un simple prétexte, et que, sous couleur de
mesures sanitaires, il ne s'agissait en réalité
que de vexer le commerce français.

Nous signalerons aussi les agissements quarantenaires du gouverneur anglais d'Aden et de Perim vis-à-vis des provenances de Bombay. Par arrêté du 22 janvier 1889, ce fonctionnaire britannique faisait purger une quarantaine de un à sept jours à ces provenances.

Quand un navire contenant des pèlerins de la Mecque arrive vers Suez, on le vide à El-Tor; là les malheureux pèlerins, exténués par les privations, les fatigues du voyage, restent prisonniers pendant vingt jours dans un lazaret composé de tentes où l'on est entassé, où le sol et l'eau de boisson sont constamment souillés, où le fléau se répand avec rapidité, tuant tous ceux qui ne peuvent résister à l'agent de contagion; et la quarantaine ne cesse que faute de combattants, c'est-à-dire vingt jours après le dernier cas de choléra. Ces quarantaines à la turque soulèvent l'indignation, ce sont de vrais massacres. Et cependant l'Europe, qui était si sensible quand on tuait quelques raïas, et qui pousse les hauts cris quand on maltraite un

Arménien, approuva absolument des pratiques sanitaires dignes de Tamerlan. C'est le
Conseil sanitaire international d'Alexandrie
qui a imposé ces prescriptions; il a même
ajouté en 1890 une nouvelle quarantaine de
dix jours dans un campement installé à l'entrée du canal de Suez.

Et encore, si ces procédés sauvages d'arrêt
d'une épidémie avait une efficacité sérieuse,
on pourrait discuter l'opportunité de leur
maintien. Mais, au contraire, les quarantaines
turques et égyptiennes, de même que les anciennes quarantaines italiennes et espagnoles,
ne sont que des agents de dissémination du
choléra, parce qu'elles ne sont pas stricte-
ment exécutées. Ce n'est pas dans le pays du
baschich qu'il faut espérer obtenir un isolement sérieux. On ne l'a jamais obtenu, et les
événements les plus récents démontrent
qu'aucun progrès n'a été réalisé à cet égard.
En effet, l'épidémie qui a régné en 1890, à la
Mecque et à Djeddah, a été produite par la

quarantaine imposée à un navire contaminé par le choléra. Le 2 juillet, le *Deccan*, vapeur anglais, arrive de Bombay à l'île de Camaran dans la mer Rouge, avec 1220 pèlerins hindous; il avait eu 14 cas de choléra pendant la traversée. Tous les passagers furent débarqués dans l'île, et, du 2 juillet au 7 août, il y eut parmi eux 40 cas de choléra, dont 37 décès. En même temps, 3 gardiens du campement quarantenaire moururent également du choléra; puis le fléau se répandit dans le village de l'île de Camaran. Comme les habitants de ce village communiquaient avec la côte, Djeddah, la Mecque et Taïf furent contaminés. Voilà quelle a été l'œuvre de la quarantaine de Camaran. Il en a été de même au lazaret de El-Tor qui était absolument infecté et où la mortalité cholérique a été très forte. Ces faits jugent les quarantaines d'Orient.

Les quarantaines n'ont aucune valeur pour nous préserver du choléra. M. Proust disait déjà en 1884 : « La quarantaine n'est qu'un leurre. Prescrivez-la pendant des semaines; et une fois qu'elle est terminée, si vous laissez sortir les passagers avec leurs bagages remplis de linges plus ou moins infectés, avec leurs vêtements pouvant contenir des germes cholériques, vous n'avez fait que prescrire une mesure vexatoire troublant les intérêts commerciaux, mais vous n'avez sauvegardé en rien la santé publique. »

Une des grosses difficultés de l'application efficace des quarantaines réside dans les déclarations erronées que font les capitaines et même les médecins de bord de nationalité étrangère ou française. Ainsi M. Henri Monod raconte qu'en 1885, un transport de guerre, le *Rhin*, entre dans la rade de Brest, le 4 septembre. Il venait de Toulon où le choléra régnait. Il avait séjourné dans ce port du 28 juillet au 24 août. Or le 21 août, un enseigne de vaisseau entre à l'infirmerie du bord avec le choléra; il est transporté à l'hôpital militaire où il meurt en quelques heures. Ce navire quitte Toulon le 24 août et arrive à Brest en déclarant que pendant sa traversée il n'a eu aucun cas de choléra. Ce navire était cependant infecté par le choléra et on ne prit aucune mesure de désinfection contre lui. Il fut probablement le point de départ de l'épidémie de Bretagne.

Pour obtenir des déclarations exactes, on a voulu imposer aux navires des médecins nommés par l'État et indépendants des Compagnies de navigation. Mais cette contrainte n'est pas suffisante puisque les médecins de l'État eux-mêmes, pour éviter les ennuis des quarantaines, cachent souvent des cas de mort ou de décès causés par le choléra. On pourrait peut-être établir un code sanitaire international, qui punirait sévèrement les officiers qui feraient de fausses déclarations. L'Angleterre a déjà proposé, en 1888, de donner aux médecins des navires partant de l'Inde des certificats spéciaux révocables à la suite d'un manquement à l'observation des règlements sanitaires.

Il serait autrement important qu'un navire, partant de l'Inde pour un port quelconque d'une des cinq parties du Monde, ne puisse pas embarquer des malades atteints de symptômes cholériques ou simplement douteux. Cette inspection est surtout importante pour les navires à pèlerins qui vont dans la mer Rouge et à la Mecque.

C'est entre la mer Rouge et la Mecque que se trouve le second foyer du choléra. En 1889, un médecin-arabe, docteur de Paris, M. Saleh-Soubhy, accompagna les pèlerins. La multitude au milieu de laquelle il vécut était en majorité composée de vagabonds et de coquins, faisant le pèlerinage par procuration pour des musulmans riches qui restent tranquilles chez eux. Entre deux prières ou deux sacrifices, ils embauchaient ou expédiaient des esclaves; au besoin ils volaient ou assassinaient. On comprend facilement quelle malpropreté doit régner parmi de tels gens. Mais la saleté atteint son comble au moment des sacrifices. M. le docteur Saleh-Soubhy pense qu'en 1889 on a égorgé 900 000 moutons, dont les cadavres, exposés à l'air, se putréfient en quelques heures. L'odeur qui se dégage de ces amas d'entrailles, de viscères, de débris de peau, de muscles et d'os, dépasse toute imagination. Les pèlerins vivent pendant plusieurs jours dans la vallée étroite où s'accomplissent ces sacrifices; et ils boivent de l'eau souillée par tous les détritus animaux et humains. On ne peut guère rêver de meilleures conditions pour la propagation du choléra apporté de l'Inde par les sujets anglais.

C'est la propreté qu'il faut rechercher partout, dans les navires comme dans les wagons, les chambres, les cours, les rues. Il faudra surtout l'imposer aux navires; car un bâtiment a les plus grandes tendances à devenir insalubre, à cause de l'encombrement et de la privation de lumière. Très souvent les na-

vires sont surchargés d'hommes, d'animaux
et de marchandises, surtout en Orient où les
règlements sont facilement éludés grâce à la
misère et à la vénalité des fonctionnaires
chargés de les faire respecter. Cet encombrement est surtout dangereux dans les étages
inférieurs du bâtiment où la lumière ne pénètre jamais. En effet, d'après les récentes
expériences de M. Duclaux, un de nos plus
savants microbiologistes, la lumière est le
meilleur destructeur des germes. Il importe
de bien spécifier ce fait dans les conférences
sanitaires. Les navires sont des logements
facilement insalubres, et, partout où ils se
déplaceront, des autorités reconnues par un
pacte international devront veiller à leur
stricte propreté.

Nous allons voir que les quarantaines peuvent être remplacées avec le plus grand avantage et la plus grande efficacité par des mesures de désinfection. Mais il faut les prescrire
d'abord dans les ports indiens qui constituent

les vrais foyers de la propagation du choléra.
Il faudra aussi les faire exécuter à l'entrée du
golfe Persique qui est la voie de pénétration
du fléau en Europe par la Perse et la Russie.
Enfin il importera d'installer de puissants
moyens de désinfection à l'entrée du canal
de Suez.

C'est avant d'arriver à Suez qu'il faut se
purger du choléra. Une fois dans le canal il
est déjà trop tard, parce que les communica-
tions avec la terre y sont trop nombreuses.
Ce n'est donc pas à Paris, à Toulon, à Marseille ou sur des frontières quelconques, qu'il
faut chercher à opposer une barrière fragile
au choléra, c'est dans ce col maritime, sur la
mer Rouge, dans cette gorge qui précède le
canal de Suez qu'il faut établir, avec de puis=
sants moyens de désinfection, une immuable
muraille sanitaire, aussi solide et durable que
le sont les pyramides.

CHAPITRE VII

Les quarantaines de terre et de mer doivent être remplacées par des mesures de désinfection. — Quels doivent être ces procédés de désinfection.

Nous espérions que les *quarantaines* étaient mortes en 1892, car elles ne servent qu'à former des centres de propagation du choléra. Nous voyons malheureusement qu'on en établit à Lisbonne et dans l'Amérique du Sud contre les navires français. Ce sont là des procédés d'un autre âge, qui n'ont pas garanti la République Argentine, l'Uruguay et le Chili en 1884. Malheureusement, nous donnons en France l'exemple de ces déplorables pratiques, car je lis dans les dépêches que le brick grec *Triton*, venant de Varna, a été mis en quarantaine à Marseille, le 6 août. Ces malheureuses quarantaines sont toujours mal faites, les capitaines savent bien souvent les éviter par de fausses déclarations; en outre, avec des pourboires, on communique toujours avec le port, et on crée dans le lazaret un foyer d'infection. Il faut désinfecter les navires contaminés ou suspects. Avec les ressources scientifiques actuelles, il est très facile de désinfecter dans une étuve les bagages et la literie des voyageurs, et avec une solution de sublimé au millième le navire lui-même. On ne fait pas autrement depuis cinq ans aux États-Unis et au Canada.

Depuis quelques années, une grande révolution scientifique s'est accomplie; on sait, grâce à Pasteur, que les maladies épidémiques sont causées par des microbes qui entrent dans notre organisme, y pullulent et en sortent pour infecter les lieux que nous habitons, les objets que nous touchons. On sait, grâce à Koch, que le choléra est une de ces maladies microbiennes. On sait encore, grâce aux travaux effectués surtout dans les laboratoires de ces deux maîtres, que de nombreux produits chimiques, peu coûteux et facilement maniables, détruisent ces microbes fixés sur les linges, les vêtements, la literie, les parquets, etc. La désinfection du corps et des habitations est devenue une science à laquelle les chimistes, les microbiologistes et les ingénieurs ont apporté leur part.

Jusqu'ici la désinfection n'était pas scientifiquement exécutée. On peut dire que bien souvent encore la désinfection des navires est actuellement une simple plaisanterie ; on déclare en Europe un navire désinfecté quand on a lavé le pont, lancé au hasard quelques litres de solution antiseptique, et quand on a à bord une étuve à vapeur dont on ne se sert, du reste, presque jamais. En Orient, c'est encore bien pis. MM. Koch et Gaffky ont décrit les procédés usités, après les avoir subis en revenant de l'Inde; ils atteignent le plus haut comique. A Suez, les membres de la mission allemande furent placés dans une chambre dont les fenêtres avaient les vitres brisées; au-dessous d'une estrade on avait mis une poignée de chlorure de chaux mélangée à une quantité égale de soufre; on versa sur le mélange quelques gouttes d'acide chlorhydrique; les vapeurs de chlore devinrent assez intenses; au bout d'une minute on déclara que la désinfection était complète. — Je le crois bien, la désinfection des personnes avec le chlore, si elle était rigoureuse, produirait l'asphyxie mortelle. Aussi j'espère que, depuis le passage de la mission allemande, on n'aura pas fait de nouveaux essais.

A El-Tor la désinfection a été très paternelle; la mission vit un commis arriver sur le navire avec deux verres d'acide sulfurique qui furent dilués dans un seau d'eau de mer. Avec un gros pinceau, on aspergea par-ci par-là le parquet et les parois. On ne visita ni les compartiments intérieurs, ni les cabines, ni les water-closets; la salle à manger seule reçut une petite aspersion sur le tapis qui recouvrait le parquet. En moins de dix minutes tout était terminé. Quel peut être le but de pratiques aussi grotesques? Se tromper soi-même, en voulant rassurer les autres. En 1884, les pratiques de désinfection furent absolument ridicules. On voulait désinfecter tous les voyageurs, tous les bagages par de simples inhalations. On oubliait qu'on peut désinfecter tout, excepté un homme, puisque la désinfection est produite par des antisepti-ques qui sont des poisons, et par la chaleur de 100° qui est incompatible avec la vie humaine. Les fumigations n'ont pas la préten-tion de pénétrer dans l'intestin où réside le bacille cholérique humain.

On a beau faire séjourner les voyageurs

et les bagages dans une salle remplie de sable humecté de thymol, et dans une atmosphère imprégnée de vapeurs nitreuses, on agit au hasard, sans savoir si on a une véritable action sur le germe cholérique. On ressemble ainsi à un chasseur qui tire dans le brouillard sans viser, et qui blesse son chien en croyant atteindre son gibier. On a prétendu que ces mesures rassurent nos concitoyens. Si cela est vrai, ils ne sont pas difficiles à rassurer. Mais nous craignons que ces précautions inutiles, donnant une fausse sécurité, ne fassent oublier des mesures sanitaires bien autrement importantes.

En 1884, dans les stations de la Corniche on pulvérisait de l'eau de Cologne sur les voyageurs; je pense que cette pratique était une réclame en faveur des produits odorants qui constituent la seule industrie des Alpes-Maritimes. Il faut renoncer aux méthodes sanitaires empruntées à la parfumerie et appliquer une désinfection sérieuse.

Parmi les antiseptiques, il n'y en a que deux qui puissent être employés pratiquement : le sel de mercure, appelé sublimé corrosif, et l'acide phénique ou phénol. Ces deux substances chimiques sont d'un prix peu élevé, sont rendues facilement solubles dans l'eau, et ne détériorent pas les objets. Le sublimé corrosif doit être mélangé avec une certaine quantité d'acide; son action sur le microbe du choléra est alors sensiblement augmentée. Pour les grandes opérations de désinfection, on peut se servir de la solution suivante :

```
Sublimé corrosif. . . .   300 grammes.
Acide tartrique . . . .   400    —
Eau. . . . . . . . . . .   300 litres.
```

L'acide phénique ou phénol est ainsi un excellent antiseptique, mais il sent très mauvais et n'est très actif qu'à assez haute dose. M. Laplace a démontré que l'addition d'un acide au phénol augmente sa puissance microbicide. M. de Christmas vient de faire une très heu-

reuse application de cette méthode et il a doté
les pratiques de désinfection d'un mélange
très puissant et doué d'une odeur assez agréable. Il est composé de :

Acide phénique. . . . . .   9 grammes.
— salicylique   1   —
— lactique.   2   —
Menthol . . . . , . . .   10 centigr.

Quatre parties de ce mélange sont solubles
dans une partie d'eau. Dans cette solution, l'a-
cide phénique est devenu trois fois plus actif
que lorsqu'il est isolé. M. de Christmas a
donné à son mélange le nom de *phénosalyl*.
Comme il tue le bacille du choléra dans une
solution aqueuse à 1 pour 1000, il pourra
être d'une grande utilité dans la prophylaxie
sanitaire internationale.

Le phénosalyl a une puissance double de
celle du lysol. Le lysol est un savonate alcalin
de crésylol, contenant environ 50 p. 100 de
ce produit. On l'obtient en traitant le crésylol

impur de houille par la potasse en présence
de corps gras et résineux, c'est un liquide bru-
nâtre ayant une odeur pénétrante de créosote.
Il donne avec l'eau ordinaire une solution blan-
che. Ce corps est un microbicide plus puissant que l'acide phénique simple, sa solution
à 5o p. 100 est moins active que la solution
de sublimé au millième.

Hammer recommande le mélange sui-
vant :

<pre>
Crésol . . . .   5 grammes.
Salicylate de soude. . .   12   —
Eau   10   —
</pre>

Ce liquide limpide peut s'étendre d'eau en
toute proportion. Ce chimiste a aussi préco-
nisé une solution d'ortho, de para, et de mé-
tacrésol dans le sel de soude des trois acides
crésotiniques. C'est un liquide sirupeux,
neutre, fort peu caustique, peu coûteux, et
dont la solution, à 5 pour 1000, constitue un
bon désinfectant.

Nous rappellerons que le blanchiment des murs et des boiseries, à la chaux, est absolument insuffisant pour opérer une désinfection efficace.

Voici l'étude des antiseptiques appliqués à la désinfection terminée. Voyons comment on peut employer la chaleur dans le même but sanitaire : La chaleur sèche doit être écartée, parce qu'elle pénètre avec une extrême lenteur à l'intérieur des matelas, des couvertures et des piles de vêtements. Dans une étuve sèche chauffée à 160°, un thermomètre à maxima, placé au centre d'une couverture de laine enroulée, ne marquait que 70° après trois heures de chauffage.

M. le professeur Straus rapporte que des paquets, modérément volumineux, formés de vêtements superposés, d'étoffes plissées, et contenant, à leur intérieur, des échantillons de diverses cultures de microbes, furent exposés pendant trois heures à l'étuve sèche à 140°; les spécimens de micro-organismes très fragiles et privés de spores, tels que les micrococcus, le micrococcus prodigiosus, le bacille du pus bleu, seuls furent tués; les spores du charbon, de la terre de jardin, de-meurèrent intacts.

Dans le cas spécial du choléra, la chaleur sèche ne doit pas être employée à la désinfec-tion, car M. A.-F. Guyon vient de démontrer que les microbes du choléra desséchés résis-tent beaucoup à l'oxydation de l'air, et qu'au lieu d'envisager la dessiccation comme un agent de destruction, il faut la considérer comme un moyen de conservation du germe cholérique.

Le premier appareil qui utilisa la chaleur humide pour la stérilisation des objets, fut le four de Koch, ou poêle à vapeur. Il consiste en un récipient cylindrique de fer-blanc, en-touré d'une couche de feutre, pour empêcher le refroidissement. L'ouverture supérieure est fermée par un couvercle également revêtu de feutre et percé d'un trou laissant échapper la vapeur; on remplit d'eau le quart de la hauteur du cylindre et à quelques centimètres au-dessus du niveau de l'eau, se trouve une grille sur laquelle sont placés les objets à stériliser. L'eau du poêle est chauffée par des becs de gaz; la température de la vapeur, dans toute la hauteur du cylindre, est de 100° environ, grâce au manchon de feutre et à l'étroitesse du trou de sortie de la vapeur, qui empêche toute rentrée d'air. Cet appareil a été essayé au point de vue pratique par E.-V. Esmarch. Cet expérimentateur a vu que la température de 100° pénètre en un quart d'heure au centre des vêtements et des matelas. Cette température est parfaitement suffisante pour tuer les bacilles du choléra.

Aussi, dans ce cas particulier, il n'est pas nécessaire de se servir des étuves à vapeur sous pression, construites sur le modèle de la marmite de Papin, et de l'autoclave des laboratoires. Ces étuves sont des instruments très délicats à manier, et d'un prix très élevé. La description de l'autoclave qui leur a servi de type de construction le démontre aisément. Il consiste en une marmite cylindrique en cuivre, entourée d'une enveloppe en tôle et dont la résistance a été calculée pour une pression minima de trois atmosphères. L'appareil est chauffé par une couronne de becs de gaz de Bunsen placée à la partie inférieure du cylindre.

Ce cylindre est fermé, à sa partie supérieure, par un couvercle vissé sur le corps de la marmite par des écrous, avec interposition d'un anneau obturateur en caoutchouc. Le couvercle est muni d'une tubulure avec un robinet d'échappement pour la vapeur d'eau, et une soupape à levier, avec poids mobile.

Ces appareils ont l'avantage de produire en quelques minutes une température de 110° à 115°, qui tue plus vite les germes que la température de 100° produite par les appareils construits sur le modèle du poêle de Koch.

Mais, dans la pratique, ces dernières étuves sont bien suffisantes, parce que les germes des maladies contagieuses sont déjà détruits par des températures inférieures à 100°. Aussi l'action de la vapeur d'eau bouillante à l'air libre, agissant pendant une demi-heure, sur les objets souillés par les excrétions des cholériques, répond à toutes les nécessités sanitaires.

Les principes scientifiques étant ainsi établis, voyons comment on pourra pratiquement établir une station de désinfection pour les navires. Nous ne pouvons guère faire mieux que les Américains du Nord qui ont établi aux États-Unis et au Canada plusieurs stations sanitaires qui fonctionnent parfaitement bien depuis cinq ans.

Ainsi, à l'embouchure du Mississipi, on a construit une grande chambre de désinfection établie sur le modèle des étuves à vapeur. Cette chambre a 18 mètres de long sur 3^m,30 de large et 2^m,15 de haut; les parois ont une épaisseur de 20 centimètres. On a aussi établi de grands réservoirs situés à 40 mètres au-dessus du sol, et contenant une solution de sublimé au millième qui peut être lancée dans le navire avec une pompe. A la partie inférieure du réservoir, sont placés trois forts robinets en fer galvanisé, à chacun desquels est vissé un gros tuyau dont l'extrémité repose sur le quai et qu'on peut rallonger par des annexes, afin de pouvoir atteindre toutes les parties des plus grands navires. A l'extrémité de chacun de ces tuyaux est disposé un appareil pulvérisateur muni d'un robinet d'arrêt. On fait pénétrer trois tuyaux dans le navire, l'un à l'avant, l'autre au milieu, le troisième à l'arrière. On répand ainsi de 7 000 à 13 000 litres de solution, selon la grandeur du navire. L'opération dure d'une demi-heure à deux heures, selon les circonstances.

En Amérique, on envoie, avec de puissants ventilateurs, des vapeurs d'acide sulfureux dans toutes les parties de la cale et des appartements, à l'aide de tuyaux en tôle galvani-nisée et enveloppée d'amiante.

Cette dernière pratique nous paraît absolument inutile pour les appartements qui ont déjà été désinfectés avec la solution de sublimé. Elle prolonge inutilement l'arrêt du navire et dégage une odeur âcre dont il est très difficile de se débarrasser. On pourrait seulement envoyer ces vapeurs dans la cale contenant la cargaison, refermer cette cale soigneusement, et vingt heures après, quand le navire a repris la mer, l'aérer par l'extérieur du navire.

Voici comment nous comprenons le mode de désinfection applicable aux navires ayant eu au cours de la traversée des morts ou des malades atteints de choléra. A l'arrivée du navire, devant la station de désinfection, les malades sont transbordés à l'hôpital, les suspects sont placés dans des chambres d'observation. Les passagers et les marins valides se transportent avec leurs effets et leur bagage

volant dans une salle divisée en de très nombreux compartiments munis d'une baignoire ;
chacun d'eux prendra un bain et une lotion
avec de l'eau boriquée. Pendant ce temps, les
vêtements et les bagages sont désinfectés en
une demi-heure dans une étuve à vapeur
d'eau. Ensuite, tout ce monde se repose dans
une salle d'attente-réfectoire, divisée en plusieurs classes ; il est interdit d'entrer dans
cette salle sans avoir subi la désinfection.
Pendant ce temps, les agents sanitaires opèrent la désinfection du navire à l'aide des pul-
vérisations de sublimé au millième.

Il faudra largement arroser les parquets
avec le sublimé. C'est dans l'interstice des
planches que se confinent les microbes. C'est
dans ces rainures que M. Chantemesse, à l'hôpital, a trouvé le bacille du tétanos ; que
M. Tryde, dans une caserne de Copenhague,
et M. Chour, dans une caserne de Zito-
mir (Russie), ont trouvé le microbe de la
fièvre typhoïde ; que M. Babes, à Bucha-

rest, a trouvé le bacille-virgule du choléra.

Comme le sublimé ne détruit pas les crasses, la poussière formant laque sur les parois, les planchers et les meubles; comme les microbes peuvent être englobés dans ces laques et ne pas être atteints par la solution de sublimé, il sera bon d'ajouter une petite quantité d'acide chlorhydrique à cette solution de sublimé. Cet acide, trop faible pour altérer les peintures et les vernis, dissociera les empâtements. Si on ne veut pas ajouter d'acide, on pourrait, avant d'injecter la solution de sublimé, lancer de l'eau de savon, qui a les mêmes propriétés. On a objecté aussi que le sublimé altère les dorures; mais les navires à pèlerins, qui sont visés ici, ne devront pas en contenir.

On pourra nettoyer les chambres luxueuses avec de la mie de pain. M. Esmarch a démontré que les meubles, glaces, objets d'art, boiseries, frottés avec un gros morceau de pain, sont purgés de tout microbe; on se sert de la croûte comme du dos d'une brosse et on frotte avec la mie; les fragments de pain qui ont servi sont brûlés. Par cette désinfection mécanique, on incorpore avec la mie de pain toutes les crasses et poussières au milieu desquelles sont fixés les microbes. Ce procédé est prescrit par le règlement de la désinfection à Berlin, en date du 7 février 1887.

La désinfection efficace d'un navire contaminé, de ses passagers et de sa cargaison ne durera pas plus de quelques heures. Nous pensons qu'avec un personnel très exercé et expéditif, elle pourra être terminée en cinq ou six heures. La rapidité de l'opération dépendra de l'habileté des agents sanitaires et de la bonne installation des stations.

Les taxes sanitaires actuelles seront suffisantes pour payer ces frais. Nous croyons qu'il ne sera pas nécessaire de les augmenter, car à El-Tor, on perçoit 15 francs par personne pour droit de séjour au lazaret, et, pendant vingt jours, chaque pèlerin doit se nourrir à ses frais.

Or, il est certain que la désinfection d'un navire ne coûterait pas 15 francs par personne, car, à Trieste, la désinfection complète des logements et de leur contenu coûte de 5 à 15 francs, et à Gœttingue, de 6 à 20 francs. Or chaque logement renferme une famille entière. En outre, il est beaucoup plus facile de désinfecter un navire qu'une série de logements éloignés les uns des autres.

Si on veut bien adopter nos propositions, on supprimera ces odieuses quarantaines d'observation. Les navires les plus malpropres, les plus dangereux, les plus contaminés, seront nettoyés et rendus inoffensifs en quelques heures. Si les déclarations des capitaines sont sincères, il n'y aura plus de navires suspects; il n'y aura que deux catégories de bateaux : les contaminés et les non contaminés. Voilà ce que nous proposons pour la mer Rouge. Si par hasard, entre le canal de Suez et l'Europe, un cas de choléra se déclare à bord, le port d'arrivée devra désinfecter le navire, et chaque nation opérera la désinfection comme elle l'entendra, à l'entrée du navire dans le port d'arrivée on devra, comme cela se pratique en Angleterre, prendre l'adresse de tous les débarquants et les faire examiner par un médecin quatre ou cinq jours après leur débarquement.

D'après les renseignements que nous avons pu recueillir, les Compagnies françaises et anglaises ne se soucient pas d'être obligées d'opérer elles-mêmes la désinfection. Elles disent avec raison qu'il est impossible d'avoir sur chaque navire un personnel sachant manier sans danger ni inconvénients les désinfectants liquides et gazeux ; ils craignent que des mains inexpérimentées ne provoquent des accidents de personnes, des incendies, des détériorations, et elles affirment que, dans ce cas, les Compagnies d'assurances ne voudront pas les indemniser. Elles préfèrent beaucoup que, dans un certain nombre de ports, des Compagnies spéciales, des stations sanitaires internationales, nationales ou municipales, se chargent de les désinfecter.

C'est surtout dans la mer Rouge et à l'entrée du canal de Suez qu'il faut installer des stations de désinfection largement outillées.

Au dernier des congrès d'hygiène de Londres, le docteur Stekoulis, médecin sanitaire à Constantinople, a posé le premier jalon de cette grande œuvre d'assainissement. Il a prié le gouvernement britannique de demander à la Turquie de réorganiser les lazarets turcs et spécialement celui de Camaran, qui est situé à l'entrée de la mer Rouge, et a pour mission de garantir la Mecque à l'arrivée des bateaux, l'Égypte et l'Europe à leur départ. Ce lazaret est fort mal installé et ne possède aucun moyen de désinfection sérieuse.

Les mêmes principes doivent servir de bases à la désinfection opérée aux frontières de terre et aux frontières de mer. Ils ont déjà eu un très heureux commencement d'exécution en 1890 sur notre frontière franco-espagnole, sous la direction de M. Proust, inspecteur général des services sanitaires. L'entrée des légumes et des fruits récoltés en Espagne était interdite. Tous les colis et bagages étaient examinés, et le linge sale était désinfecté dans des étuves à vapeur qui détruisent tous les germes microbiens. Les voyageurs, arrivant par les routes de terre ou les chemins de fer, étaient inspectés dans les postes sanitaires, installés par MM. Charrin et Netter, médecins des hôpitaux de Paris. Chaque poste contenait une salle où on retenait les malades et une autre où on observait les suspects. Enfin, chaque voyageur passant d'Espagne en France, après avoir reçu un passeport sanitaire, devait indiquer sa prochaine résidence. Le maire de la localité française était averti et le voyageur devait être examiné par un médecin délégué par le maire. De cette façon, si un Espagnol avait été pris de choléra à son arrivée en France, on aurait pu l'isoler immédiatement, et on aurait évité la formation d'un foyer cholérique autour de lui. Il est certain que, bien souvent, des gens en apparence bien portants, sont plus dangereux que des malades parce qu'ils sont des agents inconscients de propagation du fléau.

Ces mesures sanitaires sont très rationnelles; elles ne gênent pas sérieusement la circulation et ne sont pas assez inquisitoriales pour entraver la liberté individuelle. Aussi nos hygiénistes officiels ont-il sagement agi en les empruntant à la loi anglaise depuis quelques années. Elles sont suffisamment tutélaires, et rassurent autant la population que ces odieuses quarantaines, faites encore le fusil à la main, en Espagne, au début de l'épidémie de 1890. Le choléra craint bien plus les étuves que les fusils. Comme le dit si bien M. le professeur Duclaux, dans les *Annales de l'Institut Pasteur*, « l'idéal de l'hygiène ne doit pas être d'encadrer chaque citoyen entre deux gendarmes, mais de lui apprendre à marcher seul au milieu des pièges de la vie ».

Mais il ne faut pas oublier que toutes ces mesures seront peu utiles si les municipalités n'assainissent pas les ports, les villes et les villages en détruisant les logements insalubres, en installant de bons systèmes d'égout, en n'accumulant pas les matières fécales humaines dans les champs ou dans les rivières, et en donnant à boire de l'eau de source.

CHAPITRE VIII

L'eau de boisson. — Comment peut-on rendre potable
une eau infectée?

Nous avons vu que souvent l'eau polluée
par des déjections cholériques, ou le lavage
des linges ayant appartenu à ces malades,
était un agent de propagation du choléra.
Mais il existe, fort heureusement, plusieurs
moyens de rendre une telle eau absolument
inoffensive. Ils sont au nombre de trois :

1° La filtration ;

2° L'ébullition ou même la stérilisation à
110° ;

3° L'addition de substances, inoffensives pour l'homme, qui tuent les germes du choléra.

1° *Filtration.* — Les filtres de grès ordinaires et les filtres de charbon ne servent à rien parce qu'ils ne retiennent pas les microbes. Si l'on ne nettoie pas très souvent ces filtres, ils deviennent un foyer d'infection où les microbes pullulent, et l'eau ainsi filtrée peut être plus mauvaise que l'eau non filtrée.

A Londres, à Hambourg, à Berlin, à Francfort, à Varsovie, on filtre l'eau des fleuves et des rivières sur du sable avant de la distribuer aux habitants de la ville. Mais c'est là un procédé bien imparfait, quelle que soit la finesse du sable employé. Quand le filtre commence à fonctionner, les microbes passent en grande quantité à travers le sable, puis il se forme, peu à peu à la surface de ce sable, un magma glaireux, apporté par le dépôt de l'eau. Cette sorte de feutrage superficiel constitue un excellent filtre, et il passe peu de microbes. Mais très rapidement ce filtre de nature organique se bouche, et ne laisse plus passer l'eau. Si on augmente la pression, l'eau recommence à couler, mais il se fait des effractions dans la couche superficielle protectrice et l'eau qui filtre contient une quantité considérable de microbes. Pour que les filtres de sable puissent filtrer efficacement, il faudrait ne pas recueillir l'eau qui sort pendant les 15 premiers jours, puis, au bout de 2 ou 3 mois, renouveler le sable fin superficiel. Une pareille installation nécessiterait une énorme manipulation de bassins filtrants, puisque très souvent chaque bassin devrait chômer. Les filtres de sable sont donc ou inefficaces, ou trop dispendieux. Il vaut mieux dépenser de l'argent pour faire venir de l'eau de source. Mais s'il est matériellement impossible à une ville d'avoir de l'eau de source, le filtrage de l'eau de rivière sur le sable vaut toujours mieux que rien.

Si les municipalités ne vous fournissent

que de l'eau souillée ou douteuse, il faudra
la filtrer sur des filtres de porcelaine ou d'a-
miante, qui retiennent parfaitement les microbes. Mais il faut bien savoir que ces filtres
sont des instruments délicats. Quand ils fil-
trent de l'eau malpropre, ils doivent être nettoyés et brossés tous les jours. Cette opération
doit être faite avec le plus grand soin, car si on
fêle les bougies filtrantes, l'eau passe par la
fêlure et les microbes ne sont plus retenus.
Si on ne nettoie pas la bougie, il se forme à
sa surface une sorte de vernis dans lequel les
microbes pullulent; ces microbes s'infiltrent
à travers la porcelaine et l'eau qui passe en
contient un grand nombre. Puis ce vernis s'é-
paissit et le filtre ne laisse plus passer l'eau.
Aussi conseillons-nous de faire bouillir de
temps en temps les bougies filtrantes dans
l'eau légèrement acidulée par du vinaigre; on
les nettoie fort bien ainsi, et le procédé est
tout indiqué en temps d'épidémie cholérique,
parce que les acides détruisent le bacille du

choléra. En outre, après ce chauffage en solution acide, les bougies filtrantes cessent de débiter une eau ayant un peu le goût de terre de pipe.

M. Arloing a démontré que les filtres formés de pâte minérale retiennent non seulement les microbes, mais encore une partie des substances toxiques solubles que ces organismes répandent dans les liquides au milieu desquels ils vivent.

2° *Ébullition.* — L'ébullition de l'eau est un mode parfait de la rendre inoffensive. Mais il a trois inconvénients : 1° il coûte fort cher; 2° il enlève les gaz de l'eau et la rend peu agréable à boire; 3° il précipite une partie de ses carbonates, la rend trouble et peu agréable à regarder.

Cependant ces inconvénients ne sont pas assez graves pour faire abandonner cet excellent moyen de se préserver de la contamination du choléra par l'eau de boisson. Du reste, un des inconvénients, la perte des gaz de l'eau,

peut être évité par un procédé que propose
M. Charles Girard, directeur du Laboratoire
municipal.

Il introduit l'eau dans des bouteilles fer-
mées hermétiquement par le système d'obtu-
ration des canettes de bière. Il place ces bou--
teilles dans un chaudron rempli d'eau; le
tout est porté à l'ébullition, et on a dans les
bouteilles de l'eau qui a bouilli sans perdre
ses gaz, qui sont maintenus dans l'intérieur
du vase par le bouchon hermétique, et sont
réabsorbés pendant le refroidissement. On a
ainsi une boisson très appétissante et qui n'a
pas le goût plat de l'eau bouillie ordinaire.

On a proposé récemment non seulement
de faire bouillir l'eau, mais même de la stériliser à 110° dans des autoclaves. Plusieurs
stérilisateurs d'eau ont été fabriqués. La
ville de Parthenay a acheté deux de ces appareils pour fournir à ses habitants de l'eau
pure, et le département de la Seine en a également acheté pour la banlieue. Mais les

stérilisateurs ne sont pas des instruments très pratiques. Du reste, il est absolument inutile de porter l'eau à 110°; la simple ébullition suffit parfaitement, et elle ne nécessite pas l'emploi d'appareils compliqués et dispendieux. L'eau stérilisée avec les appareils actuels, comme l'eau bouillie, a perdu une partie de ses gaz et de ses carbonates; elle n'est pas plus agréable à boire et elle coûte plus cher.

Il faut savoir que l'eau bouillie ou stérilisée doit être consommée de suite, sinon les organismes qui peuvent y être apportés y pullulent très rapidement. L'eau filtrée peut se conserver plus longtemps.

3° *Épuration chimique.* — Depuis fort longtemps on épure l'eau en Orient, en la mélangeant avec une petite quantité d'alun. MM. V. et A. Babes, de Bucharest, ont vu qu'en ajoutant 15 à 20 centigrammes d'alun à un litre d'eau, et qu'en agitant cette solution, si on laisse déposer ce mélange pendant 24 heures, l'eau devient très claire, et ne contient plus aucun microbe. Il ne faut pas boire le dépôt qui tombe au fond du vase. Ce procédé d'épuration de l'eau devrait être essayé en grand, mais, dès aujourd'hui, nous pouvons en recommander l'usage dans les familles.

Cependant, en temps de choléra *nous préférons l'acidification de l'eau* avec 60 à 80 centigrammes d'acide citrique par litre, selon le procédé indiqué par M. de Christmas. Ce moyen d'épuration n'est pas cher, il ne rend pas l'eau désagréable à boire ou à regarder; il donne autant de sécurité que l'ébullition ou la filtration la plus parfaite. On pourrait remplacer l'acide citrique, par l'acide tartrique ou même l'acide chlorhydrique qui fournissent aussi des limonades fort agréables à boire. On peut se servir de pareilles solutions pour la toilette et le nettoyage des légumes. Si on emploie l'eau citrique à tous ces usages, elle ne coûtera pas plus de 10 centimes à chaque personne. Chaque jour, pour ce faible prix, on en aura environ 3o litres.

Il ne faut pas oublier que l'eau qui sert à la confection de la cuisine, au lavage des mains, de la figure et de la bouche, doit être aussi bien stérilisée que l'eau de boisson, puisque nous absorbons tout ce qui sort de la cuisine, et que nous touchons nos aliments avec les mains.

En temps d'épidémie cholérique, il ne faudra pas absorber de glace fabriquée industriellement; il convient d'user exclusivement de glace fabriquée à la maison avec de l'eau épurée. En effet, de nombreux expérimentateurs ont vu que la glace ne tue pas les microbes de l'eau qui a servi à la fabriquer. Or, le 22 juillet, au Conseil d'hygiène de la Seine, M. Hétier a raconté que la Société des glacières de Paris fabriquait de la glace avec l'eau de l'étang de la Briche. Cet étang, dont l'aspect est repoussant et qui répand des odeurs fétides, est alimenté par le ru d'Enghien, c'est-à-dire par les eaux d'égout de Saint-Gratien et d'Enghien. Ici, ce n'est plus Paris qui empoisonne la banlieue, c'est la banlieue qui empoisonne Paris.

CHAPITRE IX

Précautions individuelles à prendre contre la contagion
cholérique.

Nous avons vu quelles précautions les nations et les municipalités doivent prendre :
1° pour ne pas fournir au choléra un terrain
favorable à son évolution ; 2° pour ne pas le
laisser pulluler et se propager s'il arrive dans
une localité.

Ces mesures d'ordre général sont :

Ne pas répandre de matières fécales sur
le sol ou dans les fleuves.

Ne pas tolérer les logements insalubres.

Ne faire boire que de l'eau de source.

Désinfecter par la chaleur, le sublimé, l'acide phénique ou ses dérivés, les linges, effets, ustensiles ayant appartenu aux cholériques.

Ne pas soigner les cholériques dans les hôpitaux généraux, les isoler dans les hôpitaux spéciaux.

Des précautions individuelles assez simples devront être prises dans les familles. Nous ne reparlerons pas de celles qui concernent l'usage de l'eau de boisson et de toilette ; nous les avons étudiées dans le chapitre précédent.

En temps d'épidémie cholérique, il faut penser que le lait peut être un agent de propagation de la maladie. En effet, on baptise souvent le lait, et l'eau employée à ce baptême peut être souillée. M. Kitasato a constaté un fait semblable sur un bateau qui avait pris de l'eau contaminée à Calcutta. Sur ce navire on avait mouillé le lait et on propagea ainsi le choléra en pleine mer. Du reste, M. Adametz, de Vienne, a démontré que le bacille du choléra vit aussi bien dans le lait que dans l'eau.

La purification du lait ne peut pas être obtenue par la filtration qui le dépouillerait de ses principes nutritifs. On ne peut pas non plus y ajouter de l'alun ou un acide, parce que le lait doit rester pur, car il est destiné aux enfants et aux malades. Mais il peut être bouilli sans aucun inconvénient. M. Budin, à la Charité, a vu que les enfants nouveau-nés supportaient le lait de vache bouilli, aussi bien que le lait de femme. Les pesées journalières des enfants ne laissent aucun doute à cet égard. Ce lait ne contient aucun microbe vivant et jamais les enfants qui en usent n'ont la diarrhée.

Le meilleur moyen pour avoir du lait stérilisé qui se conserve intact pendant vingt-quatre heures, est celui qui a été proposé par Soxhlet, de Munich. On met dans une bouteille à goulot évasé, la quantité de lait nécessaire pour un repas, et on fait chauffer ce lait au bain-marie pendant 30 à 40 minutes. Pour que les germes ne pénètrent pas dans les bouteilles lorsqu'elles ont été retirées du bain après avoir séjourné dans l'eau bouillante, un disque en caoutchouc assez épais est placé sur l'ouverture de la bouteille et maintenu en place par une capsule en métal, ce disque en caoutchouc laisse passer la vapeur d'eau qui le soulève pendant le bain-marie. Lorsque la bouteille se refroidit, la vapeur d'eau contenue dans son intérieur se condense, un vide relatif se produit alors et le disque en caoutchouc s'enfonce dans le goulot sous l'influence de la pression atmosphérique. Tant que ce disque reste fortement déprimé, on est sûr que l'air n'a point pénétré dans l'intérieur de la bouteille. Le lait qui a été simplement chauffé au bain-marie, qui n'a pas bouilli au grand air, a conservé une saveur fort agréable. Au moment du repas, on fait sauter le disque en caoutchouc.

Il faut aussi se méfier du beurre, car le microbe du choléra vit de trente à quarante jours dans cet aliment.

On fera bien de ne pas manger des fruits et des légumes crus qui ont toujours pu toucher la terre. Et quand cette terre a été irriguée avec des matières fécales, comme l'est celle de la plaine de Gennevilliers, elle peut être très dangereuse.

En temps d'épidémie cholérique, il faut éviter les fatigues excessives et les refroidissements non suivis de réaction. Il faudra toujours être suffisamment couvert le jour et la nuit. Aussi est-il prudent de porter une ceinture de flanelle.

On doit user d'une alimentation régulière et ne pas se livrer à des écarts de régime. Les mauvaises digestions suppriment la sécrétion du suc gastrique normal qui est acide et qui est un rempart contre le choléra, parce que le bacille-virgule est tué par les acides. En outre, les digestions défectueuses font pulluler, dans l'intestin, des microbes qui répandent des poisons funestes à la résistance de l'organisme. On sait aujourd'hui que les associations microbiennes sont très dangereuses, et qu'il est beaucoup plus dangereux d'être en même temps la proie de deux microbes que d'un seul.

C'est surtout par le contact que se transmet le choléra. Les gens, parents, gardes-malades, médecins qui approchent les cholériques, touchent des parties du corps, des linges ou des ustensiles souillés par des vomissements ou des déjections, puis ils touchent du pain, des fruits, des gâteaux, un cigare, ou bien ils mettent leurs mains à leurs lèvres et à leurs moustaches et ils avalent ainsi un germe cholérique. Bien plus, s'ils serrent la main d'un ami, ils peuvent lui communiquer ce même germe. Le lavage constant des mains est donc en ce moment une pratique d'une utilité incontestable.

Il existe encore bien d'autres précautions individuelles aussi simples que les préceptes de la civilité puérile et honnête; c'est, par exemple, de ne pas transformer les lieux d'aisances en cloaques et, malheureusement, il faut bien le dire, dans les trois quarts des maisons de Paris, même dans les étages supérieurs des plus belles habitations, dans les sixièmes où sont entassés les domestiques, il existe des foyers d'infection qui empoisonnent les corridors et les escaliers, et où les semelles des chaussures s'imprègnent des germes les plus putrides. Si un cholérique a passé par là, votre soulier contaminera le domestique, ou le décrotteur qui le nettoiera, ou le cordonnier qui le réparera.

On devrait bien améliorer l'état des cabinets d'aisances des hôtels meublés anciennement construits dans les villes de province et même à Paris. J'ai habité à Paris dans quatre hôtels fort bien fréquentés, mais anciennement construits, dans lesquels les cabinets d’aisances sont à peine éclairés et ne possèdent pas l’eau à volonté ; on y voit un pauvre petit broc qui le plus souvent est vide. Je ne comprends pas comment la préfecture de police, qui peut avoir tant d’action sur les hôtels et les garnis, n’use pas de son influence légitime pour imposer le nettoyage de ces cabinets d’aisances. Elle supprimerait ainsi de nombreux foyers d’infection. Elle devrait bien entreprendre en ce moment cette campagne sanitaire. La peur du choléra ferait tolérer sans murmures une petite contrainte d’ordre hygiénique.

En présence du danger de l’absorption des germes par les poussières introduites dans la bouche, nous conseillons de se brosser les dents plusieurs fois par jour à l’aide d’une brosse humectée avec de l’eau bouillie, pure ou savonneuse. Puis, on se lavera la bouche avec une solution contenant un peu d’acide citrique qui tue le microbe du choléra. Il ne suffit pas de se rincer la bouche ; il faut brosser, pour enlever mécaniquement les détritus qui emprisonnent les germes et qui ne sont nullement attaqués par un simple lavage. La désinfection doit toujours être à la fois mécanique et chimique. L'action mécanique doit permettre de placer le microbe en présence de l'agent microbicide, de détruire toute barrière qui pourrait les séparer; ces barrières sont les poussières, les enduits, les détritus organiques, les graisses. Ce que nous disons pour la bouche s'applique exactement aux mains qui peuvent avoir touché des objets ou des êtres contaminés.

Il faut aussi aspirer par le nez de l'eau désinfectée, car on peut absorber des poussières infectées par la muqueuse de cet organe.

Enfin il faudra éviter d'aller se promener sur les bords et sur l'eau des fleuves et rivières empoisonnés par le *tout à l'égout*, ou plutôt par le *tout à la rivière*.

En un mot, si l'on est propre et sobre, on est à peu près certain de ne pas devenir la proie du choléra. Aussi j'espère que nos lecteurs peuvent être rassurés.

Quand, dans une famille, un cas de choléra se sera déclaré, il faudra prendre les mesures protectrices suivantes :

Toutes les déjections du malade, urines, matières fécales, vomissements, seront traités par l'acide sulfurique; on emploiera chaque fois 1 à 4 cuillerées à café d'acide du commerce. Les vases, assiettes, cuvettes, verres, seront lavés avec de l'eau contenant 2 p. 100 d'acide sulfurique.

Tous les linges qui toucheront le malade seront, dans la maison, plongés pendant un quart d'heure dans l'eau bouillante; il faudra bien se garder de les envoyer au blanchissage. Après le trempage dans l'eau bouillante, il faudra frotter ces linges vigoureusement avec la brosse imbibée de savon. Les couverts et objets de toilette seront traités de la même façon.

Les personnes qui soignent les cholériques

devront, une dizaine de fois par jour, se laver les mains avec la solution suivante :

<pre>
Sublimé corrosif. . . . .   1 gramme.
Acide chlorhydrique. . . . 10   —
Eau. . . . . 10 litres.
</pre>

Ou bien avec une solution contenant :

<pre>
Acide phénique. . . . .   9 grammes.
Acide salicylique 1   —
   —   lactique 2   —
Eau. . . . . 10 litres.
</pre>

Cette dernière solution est faite avec le phénosalyl proposé par le docteur de Christmas.

Quand la maladie se sera terminée par la guérison ou la mort du malade, il faudra envoyer les matelas, tapis, tentures, couvertures, gros linge, à l'étuve. On pulvérisera, dans la chambre du malade et dans les chambres voisines, une solution de sublimé au millième. Pendant cette pulvérisation et les deux heures qui suivront, ces chambres seront hermétiquement closes. Puis on nettoiera les meubles en les frottant avec de la mie de pain, que l'on aura bien soin de brûler après s'en être servi. On se sert de la croûte comme du dos d'une brosse et on frotte avec la mie. Enfin, on aérera la chambre du malade pendant deux ou trois jours avant de l'habiter de nouveau. Avant de balayer le plancher, on le lavera avec la solution acide de sublimé corrosif; on lavera aussi avec ce liquide la cheminée, la table de nuit et les parties des murs qui ne sont recouvertes ni de papier ni de tentures. Si le cholérique meurt, son corps devra être lavé avec la solution de sublimé corrosif. Les personnes qui l'enseveliront devront se laver les mains avec cette solution, car les bacilles du choléra sont encore vivants dans un cadavre onze jours après la mort.

CHAPITRE X

Traitement hygiénique et pharmaceutique du choléra.

En temps de choléra, dès qu'une personne a la diarrhée, elle doit l'arrêter en prenant, trois fois par jour, un paquet contenant :

> Sous-nitrate de bismuth.   1 gramme.
> Benzo-naphtol. . . . . . .   75 centigr.

Si ce traitement ne suffit pas à supprimer la diarrhée, on prendra trois fois par jour 1 gramme de salol avant le repas. Et les repas ne seront constitués que par de la viande et des œufs.

Il importe absolument de guérir la diarrhée, qui souvent est déjà le choléra débutant et encore guérissable.

En Angleterre, on a parfaitement compris la nécessité de guérir la diarrhée prodromique. Dans les principales villes, on avait institué, pendant les épidémies précédentes, des médecins inspecteurs ayant sous leur direction un grand nombre d'élèves en médecine; et chacun de ces derniers visitait 4 à 500 personnes pauvres. Les visites se faisaient chaque jour dans chaque ménage : le matin, avant le départ pour le travail, et le soir, lorsque tout le monde était rentré. On a vu ainsi l'épidémie diminuer rapidement, et ces mesures rassuraient vivement les populations. Le même système a été expérimenté au Brésil. En France même, pendant l'épidémie de 1865-1866, des visites journalières ont été faites dans les casernes et les collèges et ont pleinement réussi.

Quand le choléra s'est déclaré, quand la

diarrhée s'est transformée en véritable flux intestinal, il faut absorber chaque jour 6 à 7 grammes d'acide lactique dissous dans 750 grammes d'eau sucrée. Ce médicament doit être absorbé par verre à bordeaux toutes les deux heures.

Contre les vomissements on donnera du champagne par cuillerée à soupe toutes les heures, ou du cognac par cuillerée à café. Dans l'intervalle, le malade calmera sa soif par des cuillerées à soupe de thé, de café ou de boissons acides, comme la limonade citrique ou chlorhydrique (1 gramme d'un de ces acides pour 200 grammes d'eau sucrée). On ne doit pas donner de grandes quantités de liquide à la fois, sinon les vomissements redoublent.

M. Constantin Paul a dit dernièrement, à la Société de thérapeutique, que l'on ne doit pas prescrire les opiacés dans le choléra. C'est une observation très juste. Les opiacés sont des poisons, et le cholérique ayant des reins enflammés ne peut plus éliminer les poisons qui l'intoxiquent et hâtent sa fin.

Contre le refroidissement du corps il importe d'employer les bouillottes d'eau chaude.

La chambre d'un cholérique devra être aérée largement ; mais on doit absolument éviter le courant d'air.

Si ce traitement n'a pas produit une amélioration sensible dans l'état du malade, il faut recourir aux injections intra-veineuses d'eau salée qui ont donné de bons résultats à M. le professeur Hayem, pendant l'épidémie de 1884. La solution employée doit contenir :

Eau distillée	1 litre.
Chlorure de sodium . . .	5 grammes.
Sulfate de soude	10 —

On chauffe cette solution à 38° et on en injecte deux litres dans une veine du bras. Sous l'influence de cette injection, on obtient une véritable résurrection du malade, et souvent cette énorme amélioration est durable. M. Hayem n'a traité ainsi que les cas très graves, et il a obtenu 30 p. 100 de guérisons.

C'est là un très beau résultat. Mais quel que puisse être l'espoir dans la guérison du choléra, nous conseillons d'avoir encore un bien plus grand espoir dans les mesures préservatrices que nous avons longuement étudiées et qui mettront presque infailliblement à l'abri des atteintes de ce redoutable fléau.

TABLE DES MATIÈRES

CHAPITRE PREMIER

Pages.

Les grandes épidémies. — Marche du choléra dans l'Inde et en Europe. — Origine indienne du choléra. —Foyers secondaires en Europe.. 1

CHAPITRE II

Le bacille du choléra. — Ses propriétés; conséquences pratiques. — Essais de vaccination anticholériques. — Bacille du choléra des oisaux. 25

CHAPITRE III

Description des symptômes cholériques. — Choléra nostras.. 39

CHAPITRE IV

Pages.

Contagion directe du choléra par contact. — Contagion indirecte par l'eau. — Contagion indirecte par l'air et le sol. 45

CHAPITRE V

Épidémie actuelle; choléra russe. — Épidémie actuelle; choléra français. — La banlieue de Paris boit une eau infectée. — Infection de la Seine par les égouts de Paris; le *tout à l'égout*. — Infection de la presqu'île de Gennevilliers par les irrigations de ces eaux. — Insalubrité des ports. — Insalubrité des campagnes. 61

CHAPITRE VI

Quarantaines de terre. — Quarantaines maritimes. — Leur insuffisance. 115

CHAPITRE VII

Les quarantaines doivent être remplacées par des mesures de désinfection. — Les antiseptiques. — Les étuves sèches. — Les étuves à vapeur d'eau. Désinfection des navires. — Désinfection à l'arrivée des trains. 133

CHAPITRE VIII

Pages.

L'eau de boisson infectée peut être purifiée. — Filtration. — Ébullition à 100° et stérilisation à 110°. — Traitements chimiques. 159

CHAPITRE IX

Précautions générales contre le choléra. — Précautions individuelles concernant : le lait, les fruits et les légumes crus, les fatigues, les excès alimentaires, le lavage des mains, la propreté des cabinets d'aisances, le lavage de la bouche. — Mesures protectrices à prendre auprès d'un cholérique. . . . 169

CHAPITRE X

Traitement hygiénique et pharmaceutique du choléra. — Diarrhée prémonitoire. — Choléra confirmé. 181

Paris. — Typ. Chamerot et Renouard, 19, rue des Saints-Pères. — 29101.

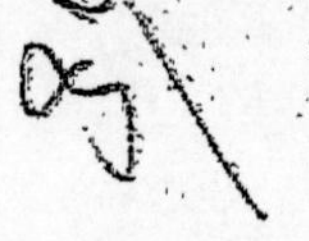